AF460697

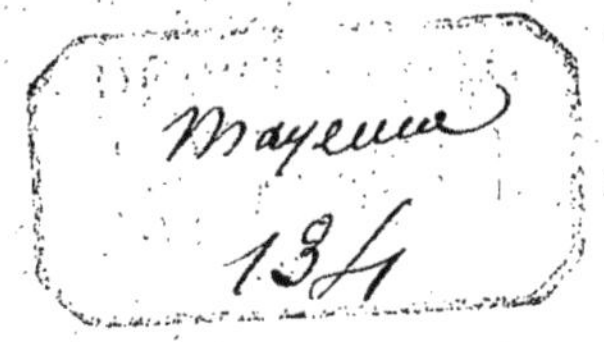

DU TRAITEMENT CHIRURGICAL

DE LA

PLEURÉSIE PURULENTE

DES ENFANTS

PAR

Henri BRANTHOMME

DOCTEUR EN MÉDECINE DE LA FACULTÉ DE PARIS

EXTERNE DES HOPITAUX

PARIS

ALPHONSE DERENNE

52, Boulevard Saint-Michel, 52

1884

DU TRAITEMENT CHIRURGICAL

DE LA

PLEURÉSIE PURULENTE

DES ENFANTS

PAR

Henri BRANTHOMME

DOCTEUR EN MÉDECINE DE LA FACULTÉ DE PARIS

EXTERNE DES HOPITAUX

PARIS

ALPHONSE DERENNE

52, Boulevard Saint-Michel, 52

1884

A LA MÉMOIRE VÉNÉRÉE DE MA MÈRE

A MON PÈRE

A MON ONCLE

A Mlle RÊMY

Hommage de ma profonde reconnaissance.

A MES FRÈRES ET A MA SŒUR

A MES AMIS

A MON MAITRE ET PRÉSIDENT DE THÈSE

M. LE PROFESSEUR POTAIN

A MES MAITRES DANS LES HOPITAUX

Dr LABRIE

Chevalier de la Légion d'honneur
Médecin de l'Hôpital des Enfants Malades (Année 1882).

Dr L. LABBÉ

Officier de la Légion d'honneur
Professeur agrégé à la Faculté de Médecine
Chirurgien de l'Hôpital Beaujon (Année 1883).

Dr BOUILLY

Professeur agrégé à la Faculté de Médecine
Chirurgien des Hôpitaux

Dr PINARD

Chevalier de la Légion d'honneur
Professeur agrégé à la Faculté de Médecine
Accoucheur des Hôpitaux (Année 1884).

DU TRAITEMENT CHIRURGICAL

DE LA

PLEURÉSIE PURULENTE DES ENFANTS

INTRODUCTION

Depuis deux ans déjà nous avions l'intention de faire de la pleurésie purulente chez les enfants l'objet de notre thèse inaugurale ; deux cas heureux d'empyème que nous avions observés à l'hôpital des Enfants Malades dans le service de notre excellent maître M. le Dr Labric, nous en avaient suggéré l'idée et nous pensions qu'il serait peut-être utile de faire une étude comparative des résultats obtenus dans le traitement de cette affection entre les ponctions et la pleurotomie, qu'il serait tout au moins intéressant de discuter la valeur curative de ces deux modes de traitement.

De nombreux travaux avaient paru les années précédentes sur l'empyème et la pleurotomie d'une façon générale, mais tous s'adressaient plus spécialement aux adultes, et à part les ouvrages didactiques qui traitaient ce sujet d'une façon assez sobre d'ailleurs, il n'y était pas indiqué que l'on dût traiter autrement la pleurésie purulente des enfants; seule la thèse de Fonson, passée en 1878, et résumant sur ce point les idées de M. Bouchut, appelait l'attention des praticiens sur les résultats obtenus jusque là par les ponctions aspiratrices, mais il dépassait, ce nous semble, ce qu'on est en droit d'attendre de cette méthode de traitement.

Depuis, M. le Dr Cadet de Gassicourt dans son récent livre sur les maladies de l'enfance traçait d'une façon très judicieuse les règles de la conduite à tenir dans l'affection dont nous parlons; mais avec les récents progrès de la pleurotomie antiseptique, ses idées se sont un peu modifiées; ce qui est écrit dans son livre ne représente plus actuellement d'une façon exacte sa pensée. Dans certains cas, comme il nous l'a assuré lui-même, il tardera moins désormais à avoir recours à la pleurotomie.

Abordant à son tour la question, M. le Dr de Saint-Germain (1) publiait il y a quelques mois à peine dans la *Revue mensuelle des maladies de l'enfance* une leçon où il faisait le procès en règle de la thoracentèse et donnait toutes ses préférences à l'incision, exprimant même l'idée que la pleurotomie arriverait à supplanter la thoracentèse dans les épanchements séreux abondants. Sur ce dernier point, notre savant maître M. le professeur Potain, dans une de ses récentes leçons a fait justice d'une pareille exagération et a facilement rendu à la thoracentèse tout ce que M. de Saint-Germain avait tenté de lui soustraire.

S'il nous est permis d'exprimer notre avis après celui de notre maître, nous n'hésiterons pas à trouver aussi très exagérée l'opinion qu'émet M. le Dr de Saint-Germain, à

1. N° du 1er avril 1884.

savoir que dans le traitement de la pleurésie purulente des enfants, il n'y a pas à hésiter entre la thoracentèse et la pleurotomie, que cette dernière seule doit jouir de la faveur des chirurgiens.

Basant notre jugement sur les nombreux faits qu'il nous a été donné de rencontrer dans la préparation de ce petit travail, nous croyons qu'il serait téméraire d'agrandir démesurément une des deux méthodes dont nous venons de parler au détriment de l'autre. Nous pensons au contraire que chacun de ces deux modes de traitement a une valeur réelle et qu'il convient de rendre à chacun ce qui lui appartient. Nous voudrions en conséquence que certains médecins eussent moins peur de la pleurotomie et les autres moins de dédain pour la thoracentèse ; car les ponctions aussi bien que la pleurotomie ont fait leurs preuves et rendu à la thérapeutique infantile des services signalés. D'ailleurs ce qu'on regarde comme deux méthodes distinctes devrait en vérité n'en faire qu'une, l'une devenant le complément de l'autre. La ponction aspiratrice dans bien des cas suffit seule à la guérison. D'autres fois elle est insuffisante et ne produit qu'une amélioration passagère ; c'est ici que la pleurotomie reprend tous ses droits et qu'elle doit apporter sans perdre un instant le secours de sa bienfaisante intervention.

En d'autres termes si la ponction aspiratrice peut guérir et guérit la pleurésie purulente des enfants, quelles sont aussi les limites de la confiance qu'on peut lui accorder, quel est le moment et dans quels cas doit-on faire intervenir la pleurotomie ? Telles sont les questions auxquelles nous essaierons de donner une solution.

Nous prions M. le Dr Clermont d'accepter nos remerciements pour les conseils si bienveillants qu'il nous a donnés dans la rédaction de notre thèse.

Nous remercions aussi nos amis les Drs Colaneri et Fretin pour le grand service qu'ils nous ont rendu en nous permettant, grâce à leur connaissance de la langue italienne et allemande, de consulter les ouvrages originaux.

Nous étudierons :

Dans un premier chapitre : *Les guérisons par les ponctions.*

Dans le deuxième chapitre : *L'empyème à ouverture étroite.*

Dans le troisième chapitre : *Les cas d'insuffisance de l'empyème à ouverture étroite et des ponctions. On aura là les indications de la pleurotomie.*

Dans le quatrième chapitre : *la Pleurotomie antiseptique précoce et sans lavages.*

CHAPITRE PREMIER

DE LA GUÉRISON PAR LES PONCTIONS

Tout le monde est d'accord aujourd'hui pour reconnaître la nécessité d'une prompte intervention toutes les fois que la plèvre contient du pus, car même chez les enfants où les forces de l'organisme ont tant de ressources les cas de guérison sont rares quand on laisse la nature livrée à elle-même. On a eu certainement à enregistrer des faits de guérison par les vomiques seules et par l'ouverture spontanée de l'abcès pleural à travers la paroi thoracique ; nous en avons trouvé un exemple remarquable entre autres où chez un enfant l'abcès pleural s'ouvrait spontanément à l'extérieur sous le mamelon et guérissait seul, sans injections, deux mois après (1). Mais les faits de ce genre sont l'exception et il n'est pas un médecin, sauf peut-être Steiger, de Lucerne (2), qui oserait faire de l'expectation une méthode de traitement dans le pyo-thorax.

Il faut donc agir et agir rapidement, car plus on laisse le pus séjourner dans la plèvre, même en dehors des phénomènes de suffocation qui peuvent se produire, plus on a à craindre l'épuisement graduel, l'hecticité, l'absorption

1. *Medical Times*, 1873, t. II, p. 114. Dr Eustache Smith.

2. *Correspondez blatt. für chweizer Aerzte* 1er et 15 février 1875, rapporté dans la thèse de Robert.

purulente, le ratatinement du poumon et son inextensibilité, conditions qui retardent de plusieurs semaines et de plusieurs mois la guérison, quand elles ne font pas de l'intervention une tentative inutile.

Le médecin pour cela possède à sa disposition deux instruments : le trocart capillaire aidé de l'aspiration et le bistouri ; mais l'aspirateur est celui dont il aura à se servir en premier lieu. Le diagnostic de la pleurésie purulente est souvent très difficile à faire ; les pleurésies purulentes latentes ne sont pas rares et même en dehors de là les plus grands praticiens sont quelquefois embarrassés quand il s'agit de déterminer la nature d'un épanchement. Dans ces cas douteux et même dans tous les cas la ponction exploratrice sera un excellent moyen de diagnostic.

Elle est plus ; elle peut être un moyen de guérison.

Les premiers faits de guérison de pleurésie purulente chez les enfants par les ponctions sont dus au Dr Maurice, à Marcowitz et à Guinier, de Montpellier. Il ne s'agissait bien entendu alors que de ponctions avec le trocart ordinaire. Le Dr Maurice pratiqua 3 ponctions suivies d'injections iodées sur un enfant de 27 mois. Marcowitz et Guinier furent plus heureux encore et obtinrent le même résultat, le premier sur un enfant de 4 ans, le second sur un enfant de 9 mois, après une seule ponction.

Ces succès engagèrent M. le Dr Bouchut à traiter plusieurs de ses malades par la thoracentèse. Son mémoire paru en 1871 dans la *Gazette des Hôpitaux* et ce qu'il en dit dans son livre des *Maladies des nouveaux-nés* montrent les résultats qu'il obtint lui-même. Mais c'est surtout depuis l'introduction dans la pratique médicale de l'aspiration par les trocarts capillaires que la méthode s'est généralisée et que le nombre des guérisons est devenu réellement important.

Un grand nombre de médecins en France et à l'étranger l'ont adoptée et la conseillent. Ainsi nous voyons Gerhart (1) en Allemagne dire dans son Compendium des maladies des enfants : « dans les cas d'empyème dûment constatés, l'aspiration au moyen du trocart capillaire peut-elle avoir pour résultat d'amener la guérison complète de l'épanchement de la plèvre? On peut répondre par un oui catégorique... les observations de ces dernières années ont démontré ce fait d'une façon irrécusable. »

De son côté Lœb (2) trouve étrange que certains médecins pensent qu'il faille toujours faire la pleurotomie, car la littérature médicale contemporaine renferme de nombreux exemples de guérison par la thoracentèse.

En Angleterre Holmes la recommande et William Parker disait au Congrès international de Londres, en 1881 : « le meilleur traitement de l'empyème chez les enfants est l'aspiration, qu'on répétera une deuxième et troisième fois si c'est nécessaire, et on doit toujours la préférer comme premier moyen... Si l'aspiration échoue, on pratiquera une incision. »

Aussi est-on quelque peu étonné de voir le regretté Dr Archambault, dans son annotation du livre de West (3)

1. *Hand buchder Kinderkrankheiten*. Gerhart.

2. *Quelques remarques nouvelles sur le traitement chirurgical de l'empyème chez les enfants*. Jaharb. für Kinderheilk. Bd XII, 1879, p. 240.

3. Édition, 1881.

émettre un doute très fort sur la possibilité des guérisons par les ponctions. « Tous les médecins, dit il, qui ont eu l'occasion de traiter des épanchements pleuraux purulents et qui en ont tenté la guérison par les ponctions répétées savent qu'ils ont échoué... à peine trouve-t-on un exemple authentique de guérison d'épanchement purulent après des ponctions simples... »

Nous groupons plus loin dans un tableau les faits disséminés de guérison que nous avons rencontrés en France et à l'étranger. Nous n'avons pas la prétention de les avoir réunis tous, notre champ d'investigation ayant dû rester limité. Il eut été intéressant de réunir à côté des faits de guérison tous les cas d'insuccès et de mettre en regard le résultat final avec les résultats obtenus par d'autres traitements ; mais nous nous sommes heurté à la même difficulté que nous avons rencontrée d'ailleurs quand nous avons voulu consulter les statistiques de pleurotomie. Généralement on ne trouve publiés que les faits de guérison ; les insuccès sont laissés prudemment dans l'ombre.

Ces réserves faites, nous pensons néanmoins que le chiffre des guérisons que nous avons réuni est assez respectable et suffit à démontrer la possibilité de guérison de la pleurésie purulente des enfants par la thoracentèse. Ce tableau répondra, nous en avons la conviction, à ceux qui la mettent en doute, ou qui regardent les faits de guérison comme une exception.

Nous n'ajouterons rien à tout ce qui a été dit déjà sur le manuel opératoire, sur le choix de l'instrument et de l'espace intercostal, le sixième ou le septième espace sont ceux qu'on choisit le plus habituellement. Quant à l'instrument, celui de M. le professeur Potain est à tous les points de vue celui qui doit être préféré et cela pour les raisons qui sont très nettement indiquées dans la thèse de Fonson. Nous n'insisterons que sur un seul point qui, croyons-nous, a une très grande importance. Faut-il retirer tout le liquide ou en laisser une partie comme dans les épanchements séreux ? Nous répondrons avec bien des maîtres que nous avons consultés qu'il faut vider complètement l'abcès pleural. C'est en procédant de la sorte qu'on mettra de son côté le plus grand nombre de chances de le guérir après une ou deux ponctions.

Mais une grave objection se pose ici. N'a-t-on pas à craindre en retirant complètement l'épanchement, ces accidents redoutables que l'on a décrits sous le nom d'*expectoration albumineuse* et d'*œdème aigu* du poumon, accidents qui sont dus selon toute vraisemblance à l'évacuation rapide de la plèvre et à la précipitation du sang dans un territoire qui lui était précédemment fermé ?

C'est même en se basant sur cette objection que M. le Dr de Saint-Germain repousse d'une façon absolue l'emploi de la ponction aspiratrice pour le traitement de la pleurésie purulente des enfants.

Cette objection pourtant n'a rien qui doive effrayer, car on n'a pas eu, que nous sachions, à déplorer dans les cas de thoracentèse pour pleurésies purulentes les accidents malheureux qui se sont produits quand il s'agissait de pleurésies séreuses. En ce qui concerne les enfants spécialement, nous n'avons pu relever comme accidents consécutifs à la thoracentèse que les deux faits suivants et dont le plus grave se produisit en dehors de toute aspiration puisqu'il s'agissait d'une ponction simple. Dans un premier cas (1) on fit une ponction sur un enfant de 6 ans pour une pleurésie datant de trois semaines; cette thoracentèse avait donné issue à 350 grammes de pus verdâtre. L'enfant mourut subitement et l'autopsie n'ayant rien révélé qui pût expliquer la soudaineté de la mort, on admit qu'il avait succombé à une syncope. Dans un deuxième cas, rapporté par Thiriar et cité par Homolle (2) il est question d'un jeune enfant qui fut pris, à la suite de l'évacuation d'un épanchement purulent au moyen de l'aspirateur, d'une expectoration sanguinolente bientôt suivie d'un crachement de sang pur. L'accident n'eut pas de suite. Nous ne pensons pas que ce soient là des faits suffisamment démonstratifs pour détourner de l'emploi des ponctions aspiratrices.

A tous ces faits de guérison, il faut en ajouter un assez grand nombre d'autres ; nous n'avons malheureusement pas pu les classer ni les ajouter à notre tableau faute de renseignements. West (3), par exemple, nous parle dans son livre de six cas de sa clientèle, en ville, où il pratiqua des ponctions ; une seule fois il ne réussit pas. A l'hôpital, sur 34 cas de pleurésie purulente qu'il traita de la même façon, il eut 19 succès et 15 enfants succombèrent. Le docteur Cadet de Gassicourt nous a dit avoir guéri aussi deux enfants avec un nombre de ponctions qui ne dépassait pas 7.

Nous nous en tiendrons néanmoins au point de vue des

1. Tiré de la pratique de Barthez et rapporté par Larcher dans ses annotations du livre de Holmes.

2. *Revue des sciences médicales* 1880, T. XVI, p. 335.

3. Traduction d'Archambault, 6e édition.

conclusions à tirer aux seuls faits de notre tableau où le nombre des ponctions est précisé.

Nous voyons que sur 43 cas, la guérison a été obtenue
18 fois après 1 ponction
11 fois après 2 ponctions
3 fois après 3 ponctions.
11 fois après un chiffre de ponctions variant entre 6 et 122.

En laissant de côté le chiffre de 3 ponctions qui s'est produit rarement, il résulte que 29 fois, c'est-à-dire *trois fois sur quatre*, la guérison a été obtenue après *une* ou *deux* ponctions. Ce chiffre parle trop par lui-même pour que nous y ajoutions un commentaire quelconque.

On fera aussi une autre remarque que nous utiliserons plus loin et dont nous tirerons une importante déduction, c'est que dès qu'on dépasse le chiffre de une ou deux ponctions, on saute de suite au minimum de 6 pour arriver à des chiffres invraisemblables.

Après notre tableau, nous donnons une observation qui nous a paru très intéressante comme étude comparative entre la rapidité de guérison par la ponction et la guérison obtenuepar pleurotomie.

	Age	Désignation de la pleurésie.	Durée de la maladie avant la ponction.	Nombre de ponct.	Particularités.	Guérison	Auteurs.	
1	12 mois	Pleurésie gauche	x	1	. . . .	Immédiate	Quinier.	In thèse Fonson, 1878.
2	3 ans	id.	Récente	1	. . . .	Immédiate	Bouchut.	id.
3	3 ans	Pleurésie droite.	17 jours	1	. . . .	id.	id.	id.
4	4 ans	id.	2 mois	1	Il restait encore du pus. Résorption rapide.	Rapide	Marcowitz.	id.
5	4 ans	id.	2 semaines	1	. . . .	3 semaines	Verliac.	id.
6	5 ans	id.	5 semaines	1	. . . .	38 jours	Roger.	id.
7	7 ans 1/2	id.	1 mois	1	. . . .	Immédiate	Martin et Drouin	id.
8	18 mois	. . . .	. . . .	1	Guérison persistante et sans déformations thoraciques.	id.	Lœb.	(In Jaharb. für Krankeiten). Band XII, 1879, p. 240).
9	8 ans	. . . .	. . . .	1	id.	id.		
10	4 mois	Pleurésie gauche	3-4 semaines	1	Sous-chloroforme, 4 onces de pus inodore et louable, 5 jours après résonance parfaite. Le soir de la ponction, T. normale.	id.	id.	id.
11	6 ans	x	x	1	. . . .	id.	Barlow.	(In British médical journ. 1878, t. II).
12	x	x	x	1	Onze à douze onces de pus.	id.	J. Hunt.	(In the Lancet, 1879, t. II, page 612).
13	3 ans 1/2	x	x	1	Il restait un peu de pus qui s'est résorbé.	id.	Dr Jacobi.	(New-York), congrès de Londres, 1881.
14	2 ans	x	x	1	. . . .	id.	Smith.	(In médical Times, 1873, t. II, page 60.
15	Entre 4 et 5 ans	. . . .	. . . .	1	. . . .	id.	Dr Cayley.	(In médical Times, 1875, t. II, page 444).
16		. . . .	. . . .	1	. . . .	id.	Cadet de Gassicourt.	(Observations communi-

	Age	Désignation de la pleurésie.	Durée de la maladie avant la ponction.	Nombre de ponct.	Particularités.	Guérison	Auteurs	
17	Entre 4 et 5 ans	. . . .	. . . . . .		. . . .	Immédiate	Cadet de Gassicourt.	quées personnellement par)
18	Entre 2 ans 1/2 et 6 ans	. . . .	. . . . . .	1	Ponctions suivies d'un lavage de la plèvre avec eau tiède et teinture d'iode à parties égales.	id.	Dr Thiriar.	(Mémoire à l'Académie de médecine de Bruxelles, 1877.
19		. . . .	. . . . . .	2		id.	id.	
20		. . . .	. . . . . .	2		id.	id.	
21		. . . .	. . . . . .	2		id.	id.	
22		. . . .	. . . . . .	2		id.	id.	
23	6 ans	Pleurésie gauche	*x*	2	. . . .	id.	L.	(In British méd. journ. 1880, t. II, p. 884).
24	2 ans 9 m	*x*	*x*	2	. . . .	id.	Dr Lœb.	(*Loc. cit*).
25	10 mois	*x*	*x*	2	. . . .	id.	Geiza Faludi.	(Jahrbücher für Kinderkrankheiten, Band XI).
26	2 ans	Pleurésie gauche	18 jours	2	Voir observation I.	id.	John Sangster.	In the Lancet, 1880, t. II, p. 617.
27	4 ans	id.	Récente	2	La 1re ponction avait donné lieu à de la sérosité, à la 2me on retira un liquide séro-purulent.	Après plusieurs semaines	Dieulafoy.	In thèse Fonson (*loc. cit.*).
28	*x*	*x*	*x*	2	. . . .	Rapide	D'Espine et Picot.	id.
29	2 ans 1/2	*x*	*x*	2	. . . .	id.	Dr Goodhart.	(In the Lanc. 1878, t. I, p. 828)
30	5 mois	*x*	*x*	3	. . . .	Immédiate	Lœb.	(*Loco citato*, p. 240).
31	3 ans 1/2	*x*	*x*	3	. . . .	id.	Geiza Faludi.	(*Loc. cit.*).
32	*x*	*x*	*x*	3	. . . .	id.	Cadet de Gassicourt.	(Communiquée par).
33	7 ans	Pleurésie gauche	19 jours	6	. . . .	Après 2 mois	Bouchut.	In thèse Fonson.
34	3 ans	id.	7 semaines	7	Un mois après la guérison, la scoliose a disparu.	50 jours	Bergeron.	id.

	Age	Désignation de la pleurésie	Durée de la maladie avant la ponction	Nombre de ponct.	Particularités	Guérison	Auteurs	
35	5 ans	Pleurésie droite	2 mois	7	Deux mois 1/2 après la guérison, la déformation n'existait plus.	Après 2 mois	Bouchut.	In thèse Fonson.
36	8 ans	id.	6 semaines	7	. . . .	Après 2 m.	id.	id.
37	4 ans 1/2	Pleurésie droite	2 mois	8	. . . .	Après 3 m.	Cadet de Gassicourt.	id.
38	4 ans	Pleurésie gauche	4 mois	10	. . . .	id. 2 m. 1/2	Bouchut.	id.
39	10 ans	Pleurésie droite	x	11	Plusieurs lavages à l'eau alcoolisée.	id. 3 m. 1/2	id.	id.
40	5 ans	Pleurésie gauche	3 mois	15	. . . .	id. 4 mois	id.	id.
41	x	x	x	33	Trois fois, on fit des injections de teinture d'iode, mais après chacune d'elles le pus était en plus grande abondance.	id. 6 mois	id.	id.
42	7 ans	Pleurésie gauche	3 mois	56	Expectoration purulente. La fistule cutanée s'est fermée après . . . . et la fistule bronchique .	Le 9e mois 12 mois	id.	In Gazette des Hôpitaux, 1872, p. 681.
43	4 ans	Pleurésie droite	1 mois	122	. . . .	11 mois	id.	In thèse Fonson.

Observation I

Pleurésie purulente double, traitée pour un des côtés par pleurotomie et pour l'autre par deux ponctions. — Guérison (1).

Georges L..., 2 ans. Broncho-pneumonie d'une durée de deux semaines. A ce moment les signes physiques avaient disparu ; on constatait encore quelques râles fins et un peu d'obscurité du son à la base et en arrière du poumon droit. Dyspnée hors de proportion avec les signes physiques.

T. F = 103°. On soupçonne la présence du pus dans la plèvre. La matité augmente et la respiration devient moins nette. Le malade décline.

On fait une ponction exploratrice avec une seringue hypodermique et on retire du pus.

Pleurotomie sous le chloroforme, pus et sérosité. On met un drain. Tout le temps que la plaie fut ouverte, lavages dans la cavité avec solution faible d'acide phénique et plus tard de teinture d'iode, et cependant la dyspnée et la toux continuent. La température descend à peine.

Au moment de l'opération, le côté gauche avait été soigneusement examiné, on n'y avait rien découvert.

Cinq jours après l'opération, la plèvre gauche semble être le siège d'un épanchement. L'exploration montre comme la première fois la présence de pus. On pratique une ponction qui donne deux onces de pus. Pendant deux ou trois jours, mieux très-marqué, mais la dyspnée revient progressivement et aussi intense qu'au début.

Deuxième ponction qui ramène six onces de pus.

L'amélioration du malade se manifeste aussitôt et graduellement, il revient à la santé. La plaie thoracique était fermée *six semaines* après l'opération. Trois mois après l'opération, l'enfant était devenu vigoureux et rose et respirait avec la plus grande facilité.

1. John Sangster in The Lancet, p. 617, année 1880, t. II.

L'auteur ajoute : « plusieurs cas de pleurésies purulentes guéries par la ponction ont été rapportés et la question se pose si on ne doit pas la tenter et même la répéter au lieu d'avoir recours de suite à l'opération de l'empyème. »

CHAPITRE II

DE L'EMPYÈME A OUVERTURE ÉTROITE

1° *Canules ou tubes à demeure* (1).

Sauf depuis ces dernières années où une juste réaction s'est produite, on a toujours craint l'entrée de l'air dans la plèvre et par cela même une large ouverture de la paroi thoracique. C'est cette crainte qui a fait imaginer de se servir du trocart pour évacuer les épanchements purulents de la plèvre et qui de progrès en progrès a conduit l'art des ponctions au degré de perfection que nous lui connaissons aujourd'hui. C'est encore cette crainte qui a engagé les médecins à répéter un certain nombre de fois la ponction pour obtenir la guérison de la pleurésie purulente. Nous avons vu dans le chapitre précédent que le succès a en effet répondu à leur attente ; mais en toute chose il y a le revers de la médaille. Dans un certain nombre de cas en effet on a reconnu que même en répétant les ponctions plusieurs fois de suite, il ne se produisait chez les malades que de légères améliorations, que l'état général restait mauvais, que la fièvre persistait et que le pus se reproduisait.

1. Nous ne parlerons pas du drainage de Chassaignac aujourd'hu condamné.

Nous aurons l'occasion plus loin d'insister sur ces faits et d'en déterminer la cause. Quoiqu'il en soit dans les cas de ces genre les ponctions étaient évidemment insuffisantes et il fallait recourir á un moyen plus radical. Il fallait établir une libre communication entre l'extérieur et le contenu de la plèvre de façon à permettre à celui-ci de s'écouler librement au fur et à mesure de sa production, de façon aussi à pouvoir nettoyer et modifier la surface secrétoire au moyen de lavages appropriés.

L'opération de l'empyème en somme s'imposait ; mais elle parut trop redoutable à certains médecins surtout vis-à-vis de poitrines d'enfants et on a pensé arriver au même résultat en employant un moyen plus anodin, en *atténant l'empyème* par l'emploi de canules ou de tubes à demeure introduits par l'orifice d'une ponction antérieure et communiquant soit directement avec l'air extérieur soit avec un réservoir plein d'eau. De cette dernière façon surtout on avait un écoulement constant du pus et la plèvre semblait soustraite à l'accès de l'air. *Le siphon de* M. le professeur Potain et le *subaqueous drainage* préconisé en Angleterre rentrent dans cette dernière catégorie. Le siphon de M. le professeur Potain n'a pas, que nous sachions, été employé dans le traitement de l'empyème des enfants et nous verrons à la fin du chapitre ce qu'il faut penser du *subaqueous drainage.*

Nous aurions certainement passé sous silence les procédés des canules ou tubes à demeure employés comme nous venons de le dire, les croyant passés de mode en raison des nombreux inconvénients qui en sont la conséquence si nous n'avions trouvé que cet *empyème attenué* fût encore professé en Italie par Lévi, si nous n'avions rencontré dans un journal de médecine français (1) paru l'an dernier la relation de deux faits de pleurésie purulente d'enfants traités par un tube à demeure. Voici en effet, ce que dit Lévi (2) professeur et médecin à l'hôpital des Enfants de Florence : « Une fois la présence du pus reconnue dans la plèvre, il faut l'évacuer au plus tôt par une ponction aspiratrice et même la renouveler si le pus se reproduit ; mais si le pus continue à se reproduire et s'il devient fétide, on doit tenter dès qu'on retire la canule d'introduire par la même ouverture un petit tube en caoutchouc et après un plus gros drain. Plus tard si c'est nécessaire on agrandira l'ouverture par une incision. »

Nous pensons que cette opération d'empyème à *ouverture étroite* doit être proscrite de la pratique médicale ; aussi nous permettrons-nous de nous y arrêter un instant.

Nous reconnaissons qu'un certain nombre de fois elle réussira soit qu'elle ait été employée primitivement soit qu'on s'en soit servi dans des cas où les ponctions ont échoué et que partant elle rendra un réel service. L'avantage en effet des canules ou tubes à demeure, celui qui dans certains cas a établi sa supériorité sur les simples ponctions est de permettre un *libre écoulement*. Mais ce libre écoulement, cela va de soi, ne se produira qu'autant que rien ne s'y opposera, qu'autant que le pus sera

1. *Bulletin médical du Nord*, juillet 1883. Nous reproduisons les observations.

2. *Journal le Sperimentale*, juillet 1879. Dans cette leçon, Lévi a connaissance des travaux parus en Allemagne l'année précédente sur la pleurotomie antiseptique et il critique la pleurotomie précoce.

exempt de grumeaux ou de fausses membranes et c'est en effet dans ces cas surtout que les tubes ou canules à demeure ont réussi; mais que la plèvre contienne des fausses membranes ou des détritus organiques et le diamètre d'une canule ou d'un petit tube deviendra insuffisant à en permettre la sortie; on conçoit dans ces conditions le temps qu'il faudra pour arriver à les désagréger et à les éliminer par les injections. La guérison mettra un temps très long (1) à être obtenue et encore sera-t-on obligé bon nombre de fois d'élargir considérablement l'orifice premier ou de pratiquer la pleurotomie. Autre inconvénient. Un orifice étroit permet bien à l'air de pénétrer, mais il permet difficilement son renouvellement, or, on sait que c'est à la stagnation de l'air qu'est due dans un grand nombre de cas la fétidité du pus; qu'on ajoute à cela la difficulté de faire pénétrer les injections, la sortie fréquente des tubes et l'extrême difficulté de les réintroduire et on se rendra compte que la balance penche davantage du côté des inconvénients que du côté des avantages.

Les quelques observations qui suivent et que nous avons puisées à diverses sources, viennent, ce nous semble, à l'appui de notre dire et montrent :

1° Que s'il y a des exemples de guérison rapide

2° Dans le plus grand nombre des cas au contraire la guérison se fait entendre un très long temps.

3° Qu'on est souvent obligé d'élargir considérablement

1. Trousseau dit en effet : « Le traitement (par les canules à demeure) *peut et doit* durer longtemps, chez les enfants je l'ai continué pendant 4, 5 et 6 mois. » 4e édition, p. 824.

l'ouverture de la paroi thoracique ou de pratiquer la véritable pleurotomie.

Sur 11 *faits* :

3 guérisons variant entre 27 jours et 2 mois.
4 guérisons variant entre 4 et 13 mois.
4 fois on est obligé d'en arriver à la pleurotomie.

Observation II

1° Pleurésie purulente. Enfant de 10 mois : guérison en 27 *jours*, après 2 ponctions infructueuses, par l'empyème mitigé : gros trocart et drain.

Le 27 novembre 1877 je fus appela appelé à donner mes soins à la la petite Jeanne D... âgée de 10 mois. Elle toussait depuis quelques jours. Matité dans une grande partie du côté gauche, égophonie, quelques râles bronchiques, pouls à 130. Respiration gênée.

Malgré le traitement au kermès, à la digitale (etc.), le 5 décembre la situation est plus grave ; augmentation de la matité, pouls fréquent, T. entre 39°,4 et 39°,8, l'enfant crie. L'égophonie persiste.

Le 15 décembre. — A la suite de deux applications de vésicatoires, amélioration apparente, mais, le pouls est à 120-130 et la toux est accompagnée de cris perçants.

Le 4 janvier. — Un nouveau vésicatoire.

Le 8 janvier. — Fièvre et oppression augmentent. Matité persistante, absence complète du murmure respiratoire.

La thoracentèse amène 75 grammes de pus. L'enfant paraît soulagé.

Le 13 janvier. — Aggravation considérable, deuxième ponction avec un gros trocart, il s'écoule 120 gr. de pus, puis lavage avec 150 gr. d'eau alcoolisée.

Le 16. — La malade va plus mal.

1. Obs. du Dr Philippart *in Bulletin médical du Nord*. Juillet 1883.

Troisième ponction avec le gros trocart, qui ramène 200 gr. de pus. Un petit drain est passé par le trocart et aussitôt lavage phéniqué.

Le 17, 18 et 19. — Ecoulement considérable de pus. L'enfant est fort affaiblie.

Le 23. — Le pus est plus épais et d'une odeur repoussante.

Forte fièvre dans la soirée. P = 170. T. 39°,4.

Après quelques alternatives de mieux et de pire, le 28 janvier, l'enfant commence à tousser par quintes.

Je crains un pyopneumothorax.

Le 1er février. — Le drain est sorti, il est remplacé par un fil d'argent relié en crochet.

Le 3. — Écoulement abondant, en pratiquant un lavage, au premier coup de piston, la malade est prise d'un accès de suffocation.

Quintes de toux, crachats abondants et purulents, bref, un pyopneumothorax depuis le 4 jusqu'au 11.

Depnis cette époque, l'écoulement a diminué, et malgré quelques crachats encore purulents, la santé de l'enfant va s'améliorant.

Le 12. — Le fil d'argent est repoussé, le trajet fistuleux se ferme. L'enfant entre en convalescence et *quinze jours* après la guérison est définitive.

Il n'est resté aucune trace de déformation du thorax.

Observation III

Pleurésie purulente gauche. Une ponction infructueuse. Canule à demeure. — Résorption du pus. — Guérison rapide (observation in thèse d'agrégat. de Damaschino).

Garçon de 14 ans, entré à l'hôpital des Enfants-Malades, le 4 septembre 1865, maigre et mal portant d'habitude.

Thoracentèse qui donne 6 litres de pus fétide. L'épanchement se reproduit partiellement, malgré la précaution prise de ne pas laisser entrer d'air dans le thorax.

Deuxième ponction trois jours après ; on place une canule à demeure (injections avec la liqueur de Labarraque alternativement avec de l'eau iodée).

Huit jours plus, l'écoulement est peu abondant. La canule s'échappe du thorax et on ne le remet pas en place.

L'épanchement se reproduit en très faible abondance et disparaît au bout de 15 jours. Le murmure respiratoire est revenu, il est resté une légère déformation du thorax.

Le 22 novembre, le malade sort dans un état très satisfaisant.

Observation IV

Pleurésie purulente ancienne chez un enfant de 8 ans. — Guérison par canule à demeure et injections, malgré rougeole et varioloïde (in thèse d'agrég. Damaschino).

Marie D..., 8 ans, entre dans le service de M. le Dr H. Roger, Hôpital des Enfants le 12 juillet 1865 pour une pleurésie purulente gauche *datant de 8 mois* et sur le point de s'ouvrir spontanément par trois points fluctuants situés au niveau des cinquième, sixième et septième espaces intercostaux. A ce niveaux, la peau est rouge et les parois œdématiées. La pointe du cœur bat dans la troisième espace intercostal droit.

La thoracentèse est immédiatement pratiquée au point le plus fluctuant (seizième espace). Il s'écoule par la canule du trocart 1100 grammes d'un pus verdâtre, bien lié, d'une *odeur aliacée intolérable* (bien qu'il n'y ait eu aucun contact avec l'air), injection avec chlorure de soude, puis teinture d'iode iodurée ; après quoi une canule à demeure est placée dans la plaie, sans qu'aucune précaution soit prise contre l'entrée de l'air dans la plèvre.

La quantité de liquide diminue rapidement ; mais le 2 septembre après trois journées de fièvre et de catarrhe oculaire et bronchique, survient une éruption de rougeole bien caractérisée. Le liquide continue néanmoins à diminuer et le 15 octobre on retire définitivement la canule.

A ce moment, la déformation du thorax, consécutive au retrait de la cavité pleurale, était extrême, depuis lors la colonne vertébrale s'est redressée légèrement. Le 3 novembre, seconde éruption de rougeole, aussi bien caractérisée que la première; huit jours plus tard, varioloïde.

Le 22 novembre, la guérison de la pleurésie était complète. Le murmure vésiculaire s'entendait dans toute la hauteur du thorax à gauche, la déformation était peu marquée et l'état général était satisfaisant.

L'enfant est revue en janvier 1867, un an après sa sortie de l'hôpital. La santé était parfaite, il restait seulement une légère déformation de la poitrine.

Observation V.

Cinq ponctions. — Canule à demeure. — Guérison momentanée. — Ouverture spontanée de la plèvre. — De nouveau canule à demeure. — Guérison dix-huit semaines après l'installation de la 1re canule (1).

Enfant de 8 ans et demi. Epanchement de trois mois à droite.

Cinq thoracentèses en un mois de six jours en six jours. A la cinquième canule à demeure, injections chlorurées.

La canule reste six semaines, puis la plaie se ferme; dès lors la fièvre reparaît; l'enfant maigrit; un mois et demi après la cicatrisation la suppuration se fait jour spontanément; on replace la canule en réitérant les injections; en dix jours le liquide devient séreux, diminue jusqu'à ne plus fournir que quelques gouttes; en même temps la sonorité reparaît partout sauf dans le voisinage de la plaie.

Six semaines après l'ouverture spontanée, la canule ne peut être contenue dans la cavité pleurale: la fistule se cicatrise. Etat général excellent, la difformité disparaît rapidement.

(Obs. de Lallemand. Thèse Mascowitz. Reproduite dans thèse d'Attimont 1868. Paris).

Observation VI.

Obs. de Legroux père. Vingt-deux ponctions. Canule à demeure. Guérison en quatre mois à partir du jour de son installation (1).

Enfant de 7 ans et demi, à six semaines d'un épanchement. Malgré une expectoration purulente abondante, dyspnée extrême, thoracentèse : 700 grammes de pus.

Vingt-deux thoracentèses, une par semaine dans l'espace de dix mois, la dernière ponction donne du pus fétide (500 grammes).

Alors canule à demeure et injections chlorurées.

Aussitôt le pus diminue, la déformation se prononce. Après quatre mois une mèche est substituée à la canule.

Au bout de quelques mois santé excellente, respiration revenue dans tout le côté ; l'affaissement s'efface.

Au cas de Legroux, il y aurait à ajouter celui rapporté par Cruveiller (*Bulletin de l'Académie de médecine*, t. I, 1837), où 22 ponctions furent ainsi répétées inutilement. A la dernière heure, il sortit un pus fétide et on fut obligé d'en venir à la canule à demeure.

(Rapporté dans la thèse d'agrégation de M. le professeur Damaschino).

Observation VII

Pleurésie purulente. Guérison par canule à demeure obtenue après 13 *mois*.
(Obs. de Trousseau in cliniq. médic. t. I, 4e édit. page 779).

Enfant de 6 ans. Pleurésie purulente, datant de 15-18 jours.

Fin janvier 1853. — Thoracentèse : deux litres de pus crémeux et inodore.

1. *Archiv. gén. de médecine*, 1854, t. II, p. 721, reproduit dans thèse d'Attimont 1868.

Quinze jours après : deuxième thoracentèse : pus fétide.

15 août. — Troisième ponction. Canule à demeure : deux litres de pus horriblement fétide mêlé de bulles de gaz.

Pendant six mois : écoulement quotidien de 100-300 grammes sans odeur par jour et injections avec :

Teinture d'iode	30 grammes
Eau	40 —
Iodure de potassium	0 gr. 20

Pendant les cinq mois qui suivirent, en raison d'une perforation pulmonaire, injection avec eau chlorurée et vin aromatique.

Treize mois après l'installation de la canule à demeure, il n'y avait plus de sécrétion et la canule fut retirée. L'affaissement de la poitrine était extrême et la déviation du rachis considérable.

Six mois après, la rétraction costale et cette déviation du rachis avaient considérablement diminué.

Trousseau cite dans le même chapitre deux autres faits semblables où la médication chirurgicale fut la même, mais où la guérison fut plus rapide.

2° *Subaqueous drainage*

Ce moyen de traitement utilisé presque uniquement en Angleterre où il a été préconisé par Playfair, Fagge, Goodhart, consiste, comme on le sait, à introduire un long tube en caoutchouc dans la plèvre à travers l'orifice de la canule au moment d'une ponction et pendant que le pus s'écoule. L'autre extrémité du tube plonge dans un vase d'eau ; le pus, au fur et à mesure qu'il se produit, s'écoule donc dans le récipient et rigoureusement cet écoulement peut se faire sans pénétration d'air dans la plèvre. Un fil métallique fin fait le tour de la poitrine et fixe le tube à son émergence du thorax en le recevant comme dans une boutonnière (1). Le *subaqueous drainage* est passible des mêmes objections que nous venons de faire aux canules et tubes à demeure communiquant directement avec l'air. Les mêmes causes d'obstruction subsistent et même elles sont plus nombreuses puisque le tube est plus long. Si l'écoulement s'arrête il faut pour désobstruer le tube le retirer et la chose ne peut se faire sans que l'air pénètre dans la plèvre.

D'un autre côté, on a peine à imaginer qu'un tube puisse rester un mois et plus en travers de la paroi costale sans laisser pénétrer au moins quelques bulles d'eau ; les quelques mouvements ou oscillations que subit fatalement le tube doivent certainement favoriser ce passage en distendant au moins momentanément le conduit musculo cutané qu'il traverse.

Le motif du subaqueous drainage, invoqué par les auteurs anglais et qui consiste à donner un libre écoulement au liquide purulent sans laisser pénétrer l'air dans la plèvre, nous paraît donc plus spécieux que fondé.

Nous donnons ci-dessous la statistique publiée par Goodhart (dans *Guy's Hospital Reports*, 1877) qui permet de juger.

1. Le subaqueous drainage n'est en somme qu'une *moitié* du siphon du Potain.

Subaqueous drainage. Statistique de Goodhart. Guérisons.

	Age	Côté	Durée de la maladie avant le traitement	Traitement	Durée de l'écoulement
1	3 ans.	Gauche.	. . . .	Paracentèse et subaqueous drainage.	En parfaite santé 4 mois après.
2	8 »	id.	1 mois.	Subaqueous drainage.	5 mois 1/2.
3	10 »	id.	15 semaines.	Subaqueous drainage.	3 mois.
4	12 »	id.	10 jours.	Aspiration subaq. drain. contre ouverture.	2 mois.
5	8 »	. . . . .	18 jours.	Paracentèse et subaq. drainage.	10 semaines.
6	10 »	Gauche.	. . . .	id.	3 mois (Playfair).
7	6 »	id.	4 mois.	Subaq. drainage.	17 jours (Fagge).
8	5 1/2.	Droit.	2 semaines.	id.	6 mois.
9	2 ans.	Gauche.	5 semaines.	id.	2 mois.
10	4 1/2.	id.	14 jours.	id.	Encore en traitement.
11	3 ans.	Droit.	7 semaines.	id.	Mort depuis.
12	9 »	id.	14 jours.	Aspirat. et subaq. drainage.	14 jours, mais réaccumulation du pus.
13	12 »	Gauche.	14 mois.	Subaq. drainage.	4 mois.
14	4 »	id.	4 mois.	Ponction explorat. et subaq. drainage.	24 jours.
15	6 »	Droit.	6 semaines.	id.	1 mois.

Les deux cas qui suivent sont dus à Playfair (*Transact. of the obstetrical society of London*, v. 14, 1872).

	Age	Côté	Durée de la maladie avant le traitement	Traitement	Durée de l'écoulement
16	6 »	. . . . .	. . . .	id.	De 4-6 semaines.
17	4 »	. . . . .	. . . .	id.	id.
18	. . . . .	. . . . .	. . . .	id.	Guérison. La durée de l'écoulement n'est pas indiquée.

Ce dernier cas est dû à Fagge, cité par Playfair dans le travail ci-dessus.

Subaqueous drainage. Statistique de Goodhart. Morts.

	Age.	Côté.	Durée de la maladie avant le traitement.	Traitement.	Mort après.
1	2 ans.	Droit.	5 semaines.	Subaqueous, drainage, lavages.	17 jours, péritonite suppurée.
2	2 1/2.	Gauche.	10 semaines.	Subaq. drainage.	Après 21 jours de traitement.
3	4 ans.	Id.	Scarlatine 3 semaines avant.	Subaq. drain. tube enlevé, lavages.	Mort.
4	9 mois.		5 semaines.	Subaq. drain. drainage imparfait, tube enlevé.	3 semaines.
5	6 ans.	Droit.	Quelques mois.	Subaq. drain. écoulement difficile, contre-ouverture, lavages.	3 mois.
6	4 ans.	Gauche.	3 semaines.	Subaq. drainage.	Mort subite le lendemain.
7	4 1/2.		2 mois 1/2.	id.	Mort 4 jours après l'opération.
8	14 mois.		10 jours.	On essaie le subaq. drain. qui ne réussit qu'imparfaitement, une seconde ponction est nécessaire.	6 jours. Abcès du poumon.
9	2 ans et 9 mois.	Droit.	4 mois.	Subaq. drain. et plus tard incision le pus s'écoulant mal.	Quelques jours.
10	2 ans et 4 mois.	Gauche.	7 semaines.	Subaq. drain. drainage imparfait, formation d'un abcès.	2 mois 1/2.

Donc, sur 25 cas d'empyème traités de cette façon, il y eut 10 morts, c'est-à-dire une mortalité de $\frac{40}{100}$, chiffre énorme.

Sur les 15 guérisons, il fallut faire une fois une contre-ouverture ; une fois, il y eut réaccumulation de pus.

On peut relever un peu cette statistique en y ajoutant trois autres cas heureux qui sont dus à Playfair et à Fagge (1). De cette façon, la mortalité descend à près de $\frac{36}{100}$, chiffre encore bien considérable (2).

1. *Loco citato.*

2. Si nous nous rapportons en effet simplement à la statistique dressée par Legrand de la Liraye (thèse 1873) nous remarquons que sur 70 cas de pleurésies d'enfants il y avait 61 cas de pleurésie purulente et sur ces 61 cas traités de différentes façons, la mortalité fut seulement de $\frac{18}{100}$.

CHAPITRE III.

EMPYÈME A LARGE OUVERTURE OU PLEUROTOMIE.

Au début de ce travail nous avons examiné la question de savoir si les ponctions étaient susceptibles de guérir la pleurésie purulente des enfants et nous croyons avoir établi cette possibilité. Nous avons de plus constaté que le plus grand nombre de guérisons avait été obtenu après *une* ou *deux* ponctions. Or, on conviendra que c'est là un fait bien intéressant et bien important au point de vue de ses conséquences, car on ne peut admettre que la pleurotomie, même la plus heureuse dans ses suites et pratiquée immédiatement après la constatation du pus dans la plèvre, soit mieux acceptée et produise de meilleurs résultats que la ponction quand une tentative ou deux de celle-ci suffit à amener la guérison.

Mais la ponction réussit-elle toujours, et donne-t-elle toujours des résultats aussi satisfaisants que ceux que nous venons d'indiquer? Nous ne le croyons pas. Elle a ses contre-indications tout aussi bien que d'autres méthodes de traitement et c'est pour les avoir méconnues que dans un certain nombre de cas, on s'est vu dans la nécessité, ainsi qu'en fait foi la fin de notre premier tableau, de répéter les ponctions au-delà de toute mesure.

Bien des fois elles sont insuffisantes, et cette insuffisance se manifeste soit dès le début, c'est-à-dire à la première tentative, soit après un certain nombre d'essais qui doit être très restreint. Ce sont ces contre-indications et ces cas d'insuffisance que nous nous proposons d'étudier maintenant; les indications de la pleurotomie seront par cela même toutes tracées.

Toutefois avant d'aborder cette étude, il nous est nécessaire de complèter ce que nous avons dit dans le chapitre prècédent à propos de l'empyème à ouverture étroite. Après en avoir exposé les divers inconvénients, il nous restait pour être complet et pour montrer qu'il constituait un mauvais procédé, à mentionner les cas où il était insuffisant et où on était obligé de recourir à la pleurotomie. Nous avons préféré remettre ce point au chapitre de la pleurotomie où sa place est mieux marquée. Sur les 11 faits que nous avons réunis, et où on a appliqué le traitement des tubes ou canules à demeure, 4 fois la guérison n'a pu être obtenue qu'en recourant à la large ouverture de la plèvre. Ce sont ces quatre observations que nous donnons ci-dessous.

1° *Insuffisance des canules ou tubes à demeure.*

Observation VIII

Pleurésie purulente droite. Enfant âgé de onze semaines. Ponction infructueuse. Petite sonde à demeure. Pleurotomie. Guérison quarante-huit jours après l'opération. (Dr Philippart. *Bulletin médical du Nord*. Juillet 1883).

Le 24 novembre 1878 je fus appelé à donner mes soins à la petite Marthe F..., à Roubaix. L'enfant, âgée de onze semaines, avait pris froid quelques jours auparavant en allant à la campagne. Elle toussait, la respiration paraissait gênée, le pouls était à 120.

Chaque fois que l'enfant toussait, elle jetait des cris provoqués sans doute par la douleur au point de côté ; il était impossible d'ausculter l'enfant qui ne cessait de crier.

Matité à la percussion dans une grande partie du côté droit.

Potion gommeuse avec 0,03 de kermès.

6 gouttes de teinture digitale.

30 grammes d'élixir de Garus.

Vésicatoire sur le côté droit.

Les jours suivants friction avec teinture d'iode. Matité persiste.

16 décembre. — On me fit chercher en toute hâte, la petite Marthe était prise tout à coup d'une grande gêne de respiration. Elle avait 140 pulsations.

Nouveau vésicatoire, potion avec acétate d'ammoniaque et élixir de Garus.

24 décembre. — La respiration était si gênée, la suffocation me paraissait si imminente que je proposais *la thoracentèse* qui fut acceptée.

Je la pratiquais avec le Dr Butruille et je retirais à peu près 60 grammes de liquide puriforme. On soutient l'enfant en la mettant au sein le plus souvent possible, bouillon, cognac dans de l'eau sucrée.

Tout paraissait bien aller quand le 5 janvier Marthe F. fut prise tout à coup d'un accès de suffocation.

Deuxième ponction avec trocart plus volumineux : 50 grammes, je passai une petite sonde par la canule et je la laissai à demeure.

Deux lavages par jour avec eau phéniquée et alcoolisée.

L'enfant alla bienôt mieux.

Une dizaine de jours après l'opération, le drain sortait presque continuellement. Comme la suppuration était nulle et comme je me trouvais dans l'impossibilité de maintenir le drain dans la plèvre, je laissai la plaie libre, le lendemain le trajet fistuleux était fermé.

La respiration paraissait bonne, l'enfant prenait le sein avec avidité ; elle prenait surtout avec plaisir le cognac à l'eau. Elle était gaie, tout paraissait aller pour le mieux quand le 24 janvier, appelé en toute hâte je trouvai l'enfant dans un état effrayant, la peau froide, la figure cyanosée, le pouls imperceptible, en un mot l'image de la mort.

Comme la matité était évidente en dessous de l'endroit où la deuxième ponction avait été pratiquée, je fis l'*opération de l'empyème* deux côtes plus bas. Il s'écoula aussitôt un flot de pus d'une odeur fétide. J'introduisis immédiatement un tube en caoutchouc dans la plèvre et on fit prendre à l'enfant un peu de vin chaud.

Le lendemain l'enfant prenait le sein et avec plaisir son cognac deux fois par jour, des lavages avec eau phéniquée et alcoolisée. On fit prendre à l'enfant du jus de viande pressée, un peu de bouillon, le sein de la nourrice à volonté et le cognac qu'elle prenait avec une certaine avidité.

20 février. — Les symptômes alarmants s'amendèrent rapidement. La suppuration perdit très vite sa mauvaise odeur et le 20 février elle était complètement tarie.

20 mars. — Le tube est retiré, l'enfant se portait bien et ne toussait plus. La santé s'est toujours améliorée depuis, elle a absorbé pendant cinquante-huit jours outre le vin 1500 grammes de cognac.

Marthe F. a bientôt 4 ans ; je la voyais dernièrement, elle jouit d'une parfaite santé et ne porte aucune trace de déformation du thorax.

Observation IX

Ponction. — Canule. — Empyème de nécessité au point de la ponction. — Guérison (1).

En octobre 1852, un garçon de 4 ans 1/2 fut atteint après scarlatine d'accidents thoraciques graves. Le côté droit était le siège de l'affection et présentait de la matité et de l'absence du bruit respiratoire. Il y avait une toux très pénible, de l'œdème aux extrémités ; le

1. Trousseau, 4e éd. p. 784 emp. à Brotherston *Montly Journal of. medical science*, juillet 1853.

sommeil était mauvais. Paracentèse pratiquée le 2 novembre ; la ponction fut faite avec un petit trocart entre la septième et la huitième côte à égale distance du sternum et de l'épine. Il s'écoula un pus épais, jaune, de bonne nature, dont la quantité ne put être appréciée. Canule. Amélioration rapide et la plaie se referma.

Le 15 novembre. — Fluctuation au point de la ponction : nouvelle ouverture : dix onces de pus de bonne nature : la plaie resta ouverte environ un mois et fournit un écoulement pendant tout ce temps. L'enfant se rétablit et reprit sa bonne santé.

Observation X

Pleurésie purulente. — Insuffisance d'un tube à demeure. — Pleurotomie incomplètement antiseptique. — Guérison (*Edimburgh. méd. Journal* décembre 1875 p. 521).

Fille de 11 ans souffrant depuis 3 mois d'une pleurésie purulente et arrivée à un état de marasme excessif avec fièvre hectique. Ponction exploratrice, et tube à demeure avec lavages phéniqués.

Quelques jours après ces moyens étant insuffisants on fait l'empyème.

28 décembre. — Pansement antiseptique ; amélioration considérable.

Un mois après, suppuration presque nulle.

Guérison complète au commencement de mars.

Observation XI

Observation rapportée par Laboulbène dans *Bulletin de thérapeutique*, du 15 février 1872, reproduite par Moutard-Martin. Insuffisance d'une canule à demeure. Ouverture fortement élargie. Guérison.

Agnès de G.., âgée de 7 ans, fut prise de grippe modérée le 22 février 1869 ; ni douleur thoracique, ni oppression, ni matité, seulement quelques râles sibilants et ronflants jusqu'au 9 mars.

9 mars. — Sonorité moindre à la base du poumon gauche. La respiration s'y entend moins, à la base quelques frottements et une crépitation très rapprochée de l'oreille.

11 mars. — Pouls monté à 120. Tous les signes d'un épanchement dans le côté gauche de la poitrine.

18 mars. — Le pouls est monté à 140. Matité devenue complète du haut en bas excepté dans la fosse sous-épineuse qui est encore un peu sonore. Cœur refoulé sous le sternum. Depuis le début de la maladie, il a été posé trois vésicatoires.

Consultation le 18 mars avec M. Barthez où l'on décide la thoracentèse.

19 mars. — Thoracentèse pratiquée dans le septième espace intercostal avec un trocart muni d'une baudruche cylindrique. Donne issue à un demi-litre de sérosité fortement purulente. L'écoulement du liquide s'arrêtant, on fait pénétrer dans la poitrine de l'eau tiède et en même temps, on entend un léger bruit. Le liquide ressort à peine, malgré l'introduction d'un stylet. La canule étant retirée, M. Barthez constate qu'elle était bouchée par un coagulum gélatineux. La malade se trouve mieux et dès le soir le pouls descend à 100.

21 mars. — 100 pulsations. Diminution de l'amplitude du thorax du côté gauche. En arrière sonorité à la percussion dans les fosses sus et sous-épineuses. En cet endroit souffle extrêmement fort ayant le timbre métallique ; souffle doux à la base : en avant, sonorité de tonneau creux dans presque toute la hauteur. Matité sous-sternale dans un petit espace, le cœur est rentré sous le sternum ; à l'auscultation souffle tellement amphorique qu'on secoue l'enfant à plusieurs reprises pour s'assurer qu'il n'y a pas de bruit de flot.

Le liquide retiré par l'opération, ajoute M. Laboulbène, était purulent mais non fétide. Les précautions prises pour empêcher l'introduction de l'air ont été minutieuses ; cependant il n'est pas impossible qu'il ait pénétré un peu d'air atmosphérique dans la cavité pleurale. Le bruit qui a été perçu au moment de l'introduction de l'eau dans la plèvre et les signes de pneumo-thorax qui ont suivi ne peuvent guère nous laisser de doute à cet égard.

24 mars. — 140 pulsations, cœur de nouveau refoulé à droite. Souffle amphorique mais pas de bruit de flot. Selles fétides depuis 2 jours, appétit perdu, odeur fétide de la malade.

25 mars. — Thoracentèse. Ponction avec gros trocart garni de baudruche. Il s'échappe immédiatement une centaine de grammes de pus extrèmement épais, visqueux, d'un jaune verdâtre et d'une très grande fétidité. Le pus ayant cessé de couler, on introduit un stylet, mais il ne s'écoule que quelques gouttes de liquide. Avec une seringue parfaitement ajustée on fait l'aspiration mais la seringue ne contient que de l'air. La même manœuvre est renouvelée à deux reprises et comme de l'air seul est aspiré, il est évident qu'on a affaire à un pneumo-thorax et que le liquide très épais et visqueux n'a pas assez de fluidité pour donner le bruit de flot.

Par la canule, M. Laboulbêne introduit à frottement un tube de caoutchouc plongeant dans la poitrine et par lequel, la canule étant retirée, on pratique un lavage à l'eau tiède et l'on retire une grande quantité de pus mélangé à de l'eau et d'une fétidité excessive. Enfin le tube est fermé par un petit foret et laissé à demeure.

Du 26 au 31 mars. — Lavages répétés 2 fois par jour avec eau iodée, mais le pouls varie entre 120 et 160. Le liquide qui sort est d'une extrème fétidité, les lavages finissent par se faire avec peine et il ne s'écoule plus qu'une petite quantité d'une substance purulente épaisse.

1er avril. — Consultation avec MM. Nélaton et Barthez. Etat de l'enfant toujours le même. Les orifices des deux précédentes ponctions sont ouverts : le premier a donné issue à un liquide séreux très fétide, le deuxième est obstrué par le tube en caoutchouc.

A la discussion qui a suivi l'examen de la malade est résulté cet avis que l'écoulement du liquide est insuffisant qu'en présence des symptômes de putridité qu'il détermine, il y a lieu de pratiquer la large ouverture par l'opération de l'empyème. Tel est l'avis de MM. Laboulbène et Barthez, Nélaton pense qu'on pourrait se borner à dilater l'ouverture existante avec de la laminaria, cet avis fut adopté. L'ouverture étant *fortement élargie*, une sonde *à double courant* placée dans la poitrine permet un lavage complet qui est répété le soir. Puis la sonde à double courant est remplacée par un tube en caoutchouc *de fort calibre* qui laisse facilement sortir le pus chaque fois qu'on le débouche et qui donne une grande facilité pour pratiquer des lavages à grande eau faiblement iodée.

A partir de ce moment, l'état général de la petite malade s'améliore progressivement : l'appétit revient, le pouls reste dans les environs de 120, mais peu à peu la quantité du pus diminue, la fétidité disparaît rapidement et enfin le 15 juin, après une nouvelle auscultation avec M. Barthez, Laboulbène supprime complètement le tube et les lavages.

11 juillet. — On cautérise légèrement encore une fois le pourtour de l'orifice qui est presque entièrement oblitéré et on le bouche définitivement avec du sparadrap. L'enfant était guérie.

Laboulbène a revu plusieurs fois cette malade et a pu constater que la guérison s'est maintenue complète.

Cette observation montre l'importance des lavages et les avantages que l'on retire des larges ouvertures.

On conviendra avec nous que dès lors que l'ouverture de la plèvre est nécessaire, il est bien préférable qu'on la fasse de suite large pour que l'on n'ait pas à y revenir. On y gagne du temps et on épargne les forces des petits malades. L'opération de l'empyème n'est d'ailleurs pas si redoutable au point de vue chirurgical ; elle est admirablement supportée par les enfants et on verra plus loin les beaux résultats que donne la pleurotomie antiseptique précoce.

2° *Insuffisance des ponctions.*

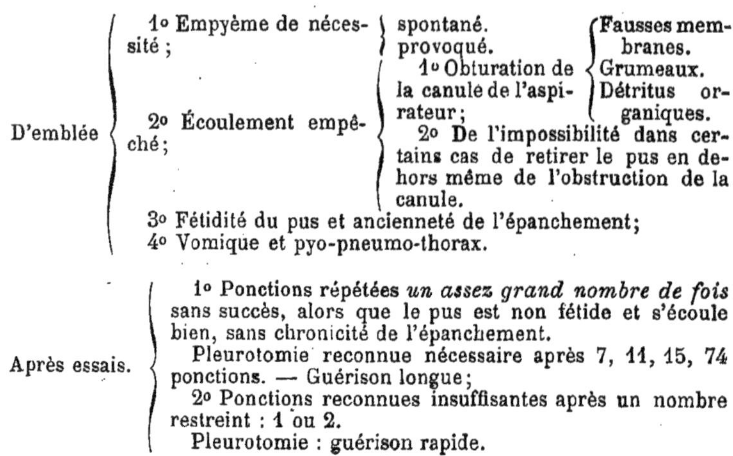

D'emblée :
- 1° Empyème de nécessité ; spontané. provoqué.
- 2° Écoulement empêché ;
  - 1° Obturation de la canule de l'aspirateur ; Fausses membranes. Grumeaux. Détritus organiques.
  - 2° De l'impossibilité dans certains cas de retirer le pus en dehors même de l'obstruction de la canule.
- 3° Fétidité du pus et ancienneté de l'épanchement ;
- 4° Vomique et pyo-pneumo-thorax.

Après essais.
- 1° Ponctions répétées *un assez grand nombre de fois* sans succès, alors que le pus est non fétide et s'écoule bien, sans chronicité de l'épanchement.
  Pleurotomie reconnue nécessaire après 7, 11, 15, 74 ponctions. — Guérison longue ;
- 2° Ponctions reconnues insuffisantes après un nombre restreint : 1 ou 2.
  Pleurotomie : guérison rapide.

Nous reprenons chacun de ces cas en particulier. Nous ne parlerons cependant pas d'une façon spéciale ni de la fétidité du pus, non plus que du pyopneumo-thorax. La fétidité du pus est unanimement reconnue comme une indication de pleurotomie et les diverses observations dans lesquelles sont mentionnées les fistules bronchiques, montrent qu'on s'est toujours bien trouvé de l'opération.

1° *Empyème de nécessité.*

On est convenu d'appeler empyèmes de nécessité les pleurésies purulentes dans lesquelles le pus tend à se frayer un passage à travers la paroi thoracique et vient former à l'extérieur une bosse ou une tumeur fluctuante. C'est presque toujours en avant et depuis le quatrième espace intercostal jusqu'au huitième que se montrent ces tumeurs ; elles sont la preuve du vigoureux effort que fait la nature pour se débarrasser d'un produit morbide ; et elles doivent presque toujours être regardées comme d'un bon augure pour le pronostic ; la terminaison la plus habituelle des faits où on les constate étant la guérison (1).

Toutes les fois que dans ces cas on a essayé des ponctions, on s'en est mal trouvé, car ou bien l'évacuation en un point plus déclive n'empêchait pas la bosse fluctuante de s'ouvrir, ou bien la ponction faite sur la tumeur déterminait même avec de très fines canules la production de fistules. Il est bien préférable de hâter immédiatement le travail de la nature en ouvrant largement la plèvre sur le point où elle essaie elle-même de se vider surtout s'il s'agit d'un point déclive de la paroi thoracique. Si la tumeur siégeait par contre vers les troisième ou quatrième espaces intercostaux, si avec cela elle était peu proéminente et si la peau était intacte, il vaudrait mieux pratiquer la pleurotomie au lieu d'élection, c'est-à-dire au niveau des septième ou huitième espaces.

Cet empyème de nécessité est quelquefois provoqué par une ou des ponctions antérieures. Ce fait fréquent à l'époque où on se servait de gros trocarts, ne se présente plus que rarement, depuis l'application des trocarts ou aiguilles capillaires. La conduite à tenir est la même et il faut sans tarder pratiquer la pleurotomie.

1. Sur 14 cas d'empyème de nécessité que nous avons réunis, il n'y a pas eu un seul décès.

Observation XII (personnelle) (1).

Pleurésie purulente ancienne. — Empyème de nécessité. — Guérison *en trois mois.*

G. Angis, 4 ans, entre le 12 décembre 1882, à l'hôpital des Enfants, salle Saint-Jean, n° 51, service du Dr Labric.

Enfant à facies pâle, aux cils longs, aurait eu, au dire de la mère, une fièvre typhoïde et pendant sa convalescence une pleurésie. La mère ajoute qu'il y a quelques jours, il s'était formé en avant de la poitrine un abcès que le médecin avait ouvert au bistouri.

Le jour de l'entrée, on constate au niveau du septième espace intercostal droit un orifice fistuleux par lequel s'écoule du pus. L'examen du malade et les renseignements permettent de croire qu'il s'agit ici d'une pleurésie purulente déjà ancienne dans laquelle le pus s'était porté vers l'extérieur.

L'écoulement se fait difficilement par la fistule ; la percussion donne une matité très étendue, le murmure vésiculaire fait défaut et les vibrations thoraciques sont supprimées.

15 décembre. — M. Saint-Germain, consulté par M. Labric, conclut en faveur de l'empyème. L'opération est pratiquée aussitôt, on fait au bistouri une ouverture au niveau de l'orifice fistuleux ; il en sort une grande quantité de pus, 500 à 600 gr. fétide, avec des fausses membranes.

On place un drain. Lavage avec solution boriquée au $\frac{1}{50}$. Pansement de Lister,

L'enfant est soulagé immédiatement.

Néanmoins malgré les lavages quotidiens la fièvre persiste tous les les jours à maximum le soir.

Vers le 15 janvier, la température à plusieurs reprises atteint le chiffre

1. Complétée grâce à la bienveillance du Dr Dauchez, alors interne du service.

de 40° 2/3. Le pus qui s'écoule n'est plus fétide ; quelques fausses membranes sont ramenées dans les lavages. Au mois de février le malade reprend ses forces, l'appétit revient; la bouffissure, l'œdème disparaissent et la fièvre tombe, la plaie a bon aspect — sécrétion de pus beaucoup moindre. Au mois de mars la fistule pleurale est à peu près fermée mais il reste une déformation thoracique très-accentuée, la rétraction costale est énorme.

11 avril — L'enfant quitte l'hôpital complètement guéri.

Ici la guérison se fait attendre 3 mois malgré des lavages quotidiens et le pansement de Lister. Nous en trouverons facilement la cause dans la longue durée de la maladie avant l'opération et dans le peu d'expansion du poumon.

A propos du drain, nous nous permettons de signaler la manière simple et pratique dont on s'est servi pour le maintenir. En parcourant les auteurs, nous avons remarqué qu'on était souvent embarrassé quand il s'agissait de fixer le drain.

Dans les deux cas que nous avons eus sous les yeux on s'est servi d'un fil que l'on a passé à l'extrémité externe du tube et dont les deux bouts faisaient le tour de la poitrine de l'enfant se rejoignant du côté opposé pour y être attachés.

Il ne s'agit pas ici à vraiment parler d'une pleurotomie antiseptique rigoureuse car le spray a fait défaut et à l'ouverture de la plèvre et, plus tard, aux pansements.

Observation XIII

Empyème de nécessité. Obs. tirée du *British medical journ.* 1878, T. II, p. 476. — Guérison au bout *de* 53 *jours.*

Garçon de 9 ans présentant pleurésie purulente gauche qui date de un mois et demi.

Bosse fluctuante entre le sixième et septième espace intercostal ; empyème sous le spray. Le tube ayant été retiré trop tôt, aggravation des symptômes ; contre-ouverture entre la neuvième et dixième côte. Guérison cinquante-trois jours après l'opération. La respiration s'entend dans tout l'espace occupé par le pus.

Observation XIV

Obs. tirée des cliniq. de Trousseau T. I, p. 781, 4e édit. — Empyème après 2 ponctions. — Guérison.

Garçon de 9 ans. Pleurésie purulente datant de trois semaines.

Première ponction 600 gr. de pus bien lié.

Deux mois après : Deuxième ponction 300 gr. de pus épais.

15 jours après, on observe à quelques centimètres au-dessus de la ponction une tumeur fluctuante. L'opération de l'empyème est pratiquée à ce point. Il s'établit une fistule par laquelle le pus s'écoule d'abord épais et plus tard séreux. Deux mois et demi après l'opération, l'écoulement est insignifiant. A partir de ce moment, la guérison est très rapide.

Observation XV (1)

Empyème de nécessité quelques jours après une ponction. Pleurotomie. Guérison en deux mois.

Enfant de 6 ans, thoracentèse au quinzième jour de la maladie. Quatre jours après la fièvre et l'oppression qui avaient d'abord diminué reprennent l'intensité première.

Les forces diminuent chaque jour, amaigrissement extrême, diarrhée rebelle.

A l'endroit de la piqûre se forme une petite tumeur fluctuante. L'empyème pratiqué à ce niveau donne près d'un litre de pus verdâtre, non fétide. Injection abondante d'eau.

Le lendemain, moins de fièvre, injection d'eau tiède, beaucoup de pus non fétide mélangé à un peu de sang. Amélioration de tous les symptômes ; la diarrhée seule persiste quelques jours, injections continuées.

Deux mois après l'empyème, cicatrisation de la plaie, santé parfaite. Légère incurvation latérale qui disparaît peu à peu.

Observation XVI

Empyème après deux ponctions. — Guérison (Obs. publiée par Lévi dans *Le Sperimentale*, juillet 1879 (2).

Enfant de 9 mois, ponctionné pour la première fois avec l'appareil Dieulafoy le 22 avril, il s'écoula 250 grammes de pus de bonne qualité.

29 avril. — Deuxième ponction. — 300 gr. de pus fétide.

30 avril. — La peau présente du gonflement et de la rougeur

1. Publiée par Lefort dans l'*Union médicale*, 1855 p. 13.
2. Reproduite in thèse de Robert.

au niveau de la ponction de la veille dans le septième espace intercostal, un peu en dedans de la ligne axillaire.

1er mai. — Incision de 3 cent. à la peau au point sus-indiqué, mais on attend pour faire plus qu'on ait trouvé l'orifice de communication avec la plèvre.

3. — On trouve la fistule pleurale. Lavage avec une solution de sulfite de soude au 1/10.

8 mai. — L'enfant va bien.

10 juillet. — Guérison définitive.

2° *Des cas où l'écoulement ne peut se faire.*

1° Obstruction de la canule par grumeaux, fausses membranes, corps organiques, etc.

Les auteurs (1) qui ont étudié la pleurésie purulente et son traitement sont tellement unanimes à reconnaître la

1. Voici les citations de quelques auteurs à ce propos. Nous aurions pu les multiplier, mais ne voulant pas allonger ce travail outre mesure, et d'ailleurs la chose étant communément admise, nous nous contentons de transcrire celles qui résument le mieux l'indication de pleurotomie dont nous parlons.

Holmes, dans son livre des Maladies des Enfants, traduit et annoté par Larcher, s'exprime ainsi: « Quelquefois il arrive que lorsqu'on fait la ponction pour un empyème, la canule se trouve obstruée par des flocons albumineux qui s'opposent à la sortie du liquide, en pareil cas on doit pratiquer la pleurotomie. »

Moutard-Martin dit aussi dans son livre de la Pleurésie purulente: « Quant à la suite de la thoracentèse on s'aperçoit que le liquide est floconneux, contenant des parties solides plus ou moins denses et volumineuses, il ne faut pas hésiter à avoir recours à l'opération de l'empyème avant que le malade ait été épuisé par d'autres moyens. »

Homolle, dans la *Revue des sciences médicales*, t. 16, p. 337 tient nécessité de la pleurotomie quand au cours d'une ponction la canule s'obstrue par des grumeaux ou des flocons albumineux, ou même quand à la suite de la thoracentèse on s'aperçoit que le liquide contient des parties solides, que nous n'aurions garde d'ajouter quoi que ce soit à ce qui a été dit par des maîtres éminents.

Nous donnons seulement et sans commentaires quelques observations que nous croyons intéressantes et qui entrent dans cette catégorie de faits :

Observation XVII (personnelle).

Ponction aspiratrice. Canules de différents calibres bouchées par le pus grumeleux. Empyème. Guérison au cinquantième jour.

Le nommé Tondu Edouard, âgé de 2 ans, entre le 9 octobre 1882, salle Saint-Jean, n° 55.

Malade depuis une dizaine de jours, ne mange pas, a de la diarrhée, vomissements, traces d'éruption de varicelle, blépharite, langue blanche, ventre balloné, un peu sensible, pas de taches, rien aux poumons, rien au cœur. H = 40°,2.

11 octobre. — Matité au sommet droit. Diarrhée.

17 octobre. — Souffle de pneumonie sous la clavicule droite.

18 octobre. — Le souffle se propage un peu en dessous.

19 octobre. — Matité en arrière. Souffle dans les deux tiers inférieurs. En avant souffle et râles.

22. — Matité dans toute l'étendue du côté droit en arrière et en

le même langage : « Dans toutes les pleurésies à épanchement putride, dans tous les cas où il y a lieu de penser que la plèvre renferme soit des corps étrangers, des lambeaux mortifiés, de gros caillots ou des produits pseudo-membraneux en voie d'altération putride ou gangréneuse, l'indication de la pleurotomie est formelle. »

avant. Tout sèche, suppression des vibrations thoraciques. Égophonie. Tympanisme sous-claviculaire.

Les jours suivants, les symptômes sont les mêmes.

30. — Emplâtre de Vigo. Épanchement toujours au même degré.

3 novembre. — En présence des oscillations de température qui de 38° le matin monte chaque soir à 30°, 39°,5 et 40°. M. Labrie suppose que l'épanchement a dû devenir purulent. La teinte terreuse et l'apparence d'hecticité du petit malade, sa diarrhée rebelle rendent plus que probable son diagnostic.

5 novembre. — Ponction avec l'appareil Dieulafoy (petit trocart), il ne s'écoule qu'une trentaine de grammes. Le pus grumeleux s'arrête dans la canule.

On fait un nouvel essai avec le trocart moyen. Même inconvénient, le pus s'arrête encore.

M. Labrie installe alors une canule de Reybart mais sans plus de résultat.

6 novembre. — Opération de l'empyème pratiquée par M. de Saint-Germain dans le septième espace intercostal sur la ligne de l'aisselle, suivant en cela son procédé habituel qui consiste à pratiquer l'empyème dans le point de la ponction exploratrice antérieure.

7. — 800 grammes de pus grumeleux. Gros flocons obstruant l'ouverture de la plèvre. Le pus est sans odeur. Lavage phéniqué à 2/100 (tiède), lavage abondant jusqu'à ce que le liquide qui ressort soit devenu propre. Drain.

Pansement de Lister.

Les jours suivants : lavage avec solution boriquée tiède à 2/100.

Jusqu'au 15 janvier, lavages et pansements idem, le pus qui s'écoule journellement est peu abondant, la diarrhée persiste malgré une potion quotidienne au sous-nitrate de bismuth, au ratanhia, au diascordium.

15 décembre. — Les lavages ont été interrompus pendant deux jours, aussi le thermomètre marque-t-il ce jour là 40° le soir.

L'amélioration continue néanmoins ses progrès.

23 décembre. — Suppuration presque nulle.

25 décembre. — La plaie n'admet plus le draim. On pousse les

injections directement. Cinquante jours après l'opération le poumon respire dans toute sa hauteur.

L'enfant, malgré sa diarrhée, se porte bien, a repris bonne mine et a engraissé.

6 janvier 1883. — Eruption de rougeole. Celle-ci évolue régulièrement sans compromettre la terminaison heureuse de l'empyème, sans avoir elle-même été influencée par la maladie antérieure.

Sort à la fin de janvier complètement guéri.

Observation XVIII

Obstruction de canule. Pleurotomie. Guérison en 9 jours. (Dr Wicks. *Britisch med. journ.* t. I, 1878, p. 151).

Petite fille de 7 ans.

Broncho-pneumonie depuis trois semaines. Épanchement à droite datant de quinze jours à peu près.

22 octobre 1877. — Dyspnée extrême, grande faiblesse. Ponction aspiratrice dans le septième espace : quatre onces de pus inodore s'écoulèrent ; mais la canule s'obstrua ; une canule plus large fut aussitôt introduite, mais au bout de peu d'instants l'écoulement s'arrêta de nouveau, mais la canule était complètement bouchée par des fausses membranes. Dans les deux fois, on avait évacué neuf onces de pus, mais comme la plèvre était encore pleine, on se décida à faire une incision et à mettre un drain.

23 octobre. — Pleurotomie : 500 gr. de pus, contenant d'épaisses fausses membranes : drain, pas de spray, non plus qu'aux pansements.

24. — Bonne nuit. Cavité lavée avec solution phéniquée chaude à $\frac{1}{100}$. Pansement comme la veille.

25. — Écoulement très diminué.

28. — Cavité est lavée chaque jour avec solution phéniquée à $\frac{1}{80}$ et le tube est graduellement raccourci. L'écoulement a presque cessé. Appétit augmente chaque jour.

1er novembre. — Le pansement n'est pas sali, le tube sort de la cavité. La plaie se ferme. Respiration s'entend partout. L'enfant revue onze semaines après l'opération était dans une santé parfaite et sans rétraction appréciable.

Observation XIX

Pleurésie purulente multiloculaire. — Fausses membranes abondantes. — Insuccès des thoracentèses. — Empyème. — Guérison. *In British medic. journ.*, t. I; page 1168, Ann. 1883.

Enfant d'un an et 8 mois, présente tous les signes d'un grand épanchement pleurétique gauche.

Première ponction révèle la présence du pus, il ne s'en écoule qu'une demi once, et l'aiguille semblait cependant se mouvoir dans une large cavité.

Le lendemain et surlendemain, ponctions infructueuses, injection d'air antiseptique qui ne fut pas d'une bien grande utilité, trois onces et demie de pus furent seulement aspirées avec de très grandes difficultés en plusieurs essais.

Mécontent de ce résultat, on fait la pleurotomie et on introduit un tube à drainage. Malgré cela, pendant quelque temps l'écoulement du pus se fait mal, si bien que le doigt fut introduit dans la plèvre. On découvrit ainsi de larges flocons de fausses membranes qui furent retirées avec des pinces à pansement. Le pus s'écoule en grande quantité, entraînant avec lui des flocons albumineux plus petits avec de la matière pultacée. Toutes les précautions antiseptiques furent prises et l'enfant guérit.

S'agissait-il d'une pleurésie multiloculaire, comme le pense l'auteur, se basant sur la présence de ces fausses membranes plastiques ou de flocons albumineux épais ? Il est difficile de se prononcer. Toutes ces fausses membranes et la matière caséeuse suffisent à expliquer l'insuccès de la ponction.

Nous avons rencontré un certain nombre de faits et observations dont le titre était celui-ci : *impossibilité de retirer le pus par un appareil aspirateur fonctionnant bien.* M. le Dr Bouchut (1) cite 4 faits de ce genre où chez des enfants de 3 à 10 ans il fit plusieurs tentatives de ponctions qui n'amenèrent que peu ou pas de liquide. Les ponctions aspiratrices furent renouvelées sur chaque enfant dans plusieurs espaces intercostaux et alors que l'épanchement remplissait la poitrine et que la canule n'était nullement obstruée (2), il ne put obtenir qu'une très faible partie du contenu pleural.

Le Dr M. Parker, chirurgien de l'Hôpital des Enfants de East London (3) rapporte deux observations identiques l'une concernant une adulte, l'autre une petite fille de 3 ans et neuf mois ; il ponctionna en deux ou trois endroits, et bien que l'appareil fût en bon état et que la canule ne fût point bouchée, c'est à peine si quelques gouttes de pus furent ramenées.

L'explication que donnent ces deux auteurs est à peu près la même et elle peut se résumer ainsi. Le poumon ratatiné et accolé contre le rachis par des fausses membranes résistantes est complètement inextensible, et il ne peut par

1. *Gazette des Hôpitaux* 1877, p. 434.

2. M. Bouchut dit s'être assuré que la canule n'était pas obstruée en introduisant dans celle-ci une tige métallique ; la tige ainsi enfoncée pouvait se mouvoir dans une vaste cavité et en la poussant à bout, au moins dans un cas, on pouvait sentir le poumon collé le long du rachis.

3. *Britisch medical journal*, 1883., t. I, p. 1167.

conséquent ni se dilater, ni prendre la place du liquide à soustraire, or on sait que c'est précisément cette extension du poumon qui permet pour la plus large part l'issue des épanchements pleuraux. En sorte que dans ces cas, la ponction aidée de l'aspiration ne retire de liquide que la quantité permise par le retrait de la paroi thoracique et l'ascension du diaphragme. « C'est, suivant la comparaison de M. Bouchut, l'exemple d'un tonneau plein de vin auquel on met un robinet. Quand le robinet est ouvert, rien ne s'écoule, mais si on ôte le bouchon supérieur du tonneau, alors le vin s'échappe parce que l'air extérieur remplace le liquide qui sort. »

Disons de suite qu'on imagine difficilement une analogie parfaite entre un tonneau à parois absolument résistantes et une poitrine d'enfant que l'on sait au contraire douée d'une élasticité remarquable. D'un autre côté M. le professeur Potain à qui nous avons communiqué ces faits émet les plus grands doutes au sujet de l'intégrité et du bon fonctionnement des instruments. Nous croyons sa compétence en cette matière plus grande que celle de qui que ce soit; jamais dans sa nombreuse pratique où il a manié l'aspirateur plus souvent et mieux que quiconque, jamais, nous a-t-il assuré, semblable fait ne lui est arrivé. Aussi malgré le dire des deux auteurs cités plus haut, pensons-nous que l'insuccès obtenu par eux doive être attribué à quelque défaut dans le fonctionnement de l'appareil, soit à une fausse membrane venant obstruer au moins momentanément l'orifice de la canule.

Quoi qu'il en soit pareille chose peut se produire et embarrasser de jeunes praticiens qui n'ont pas de l'art des ponctions l'expérience de nos maîtres. Quelle serait la conduite à tenir en présence de cas analogues à ceux du Dr Bouchut et de M. Parker ?

M. le Dr Bouchut pense qu'il n'y a rien à faire. « Ces cas là, dit-il, sont à peu près incurables. » Dans les 4 faits qu'il cite, la terminaison fut fatale; les enfants moururent et « il pouvait en être autrement... par le drainage de la plèvre ou empyème, continue-t-il, le résultat eût été le même. »

M. Parker a pensé avec raison qu'il pourrait en être autrement et dans le cas cité plus haut, il n'hésitait pas à pratiquer la pleurotomie. L'enfant était complètement guérie 4 mois après, malgré l'épreuve d'une variole intercurrente. C'est là, pensons-nous, la meilleure solution de la difficulté.

3° *Plusieurs ponctions répétées sans succès sont une indication de pleurotomie.*

Voici un certain nombre d'exemples dans lesquels les ponctions furent répétées un grand nombre de fois et sans cependant amener la guérison ; il fallut en arriver à l'opération de l'empyème. Les raisons de l'insuccès des ponctions dans ces cas ressortent de chacune des observa ions ; elles sont soit l'ancienneté d'un épanchement, soit une sorte d'atonie de la plèvre qui sécrète indéfiniment comme certaines plaies bien connues des chirurgiens et qui demande à être modifiée par des injections, soit enfin et le plus souvent, la présence de fausses membranes qui ne sont découvertes qu'au moment de l'opération.

Observation XX

Pleurésie purulente droite, datant d'un mois, 11 ponctions. Pleurotomie. Guérison après 3 mois. (Observation due à l'extrême obligeance de M. le Dr Cadet de Gassicourt)

Enfant âgée de 5 ans 1/2, souffrante depuis un mois à peu près.

12 décembre 1879. — On constate tous les signes d'un épanchement pleurétique à droite. Malgré plusieurs vésicatoires, l'épanchement ne diminue pas. Fièvre le soir. Le médecin traitant appelle M. le Dr C. det de Gassicourt en consultation.

11 janvier 1880. — L'enfant est vue par M. Cadet de Gassicourt qui soupçonne une pleurésie purulente et décide qu'il y a lieu de faire une ponction exploratrice.

13 janvier. — Ponction avec l'appareil Potain. On retire 380 grammes de pus.

Malgré la ponction la température reste élevée et l'épanchement se reproduit.

19 janvier. — 2me ponction : 125 gr. de pus.

La température continue à osciller entre 38° et 40°.

28 janvier. — 3me ponction, dans laquelle comme dans les précédentes et celles qui suivirent on retira tout le liquide, 240 gr.

T. = 38° et 40°.

4 février. — 4me ponction 210 gr. La température tombe aussitôt à 37°,6, mais remonte d'une façon progressive à 40° qu'elle atteint le 10 février au soir.

11 février. — 5me ponction, 445 gr.

16 février. — 6me ponction, 240 gr.

21 février. — 7me ponction, 130 gr.

26 février. — 8me ponction, 205 gr.

2 mars. — 9me ponction, 150 gr.

7 mars. — 10me ponction, 145 gr.

12 mars. — 11me ponction, 330 gr.

En présence du peu de résultat obtenu par ces onze ponctions, le pus se reproduisant après chacune d'elles, et la dernière ponction donnant à peu près autant de pus que la première, M. Cadet de Gassicourt se décide à pratiquer l'opération de l'empyème. Il y avait pensé beaucoup plus tôt, mais le refus des parents, devant un état général relativement satisfaisant, l'avait obligé à user des ponctions au delà de ce qu'il aurait voulu.

18 mars. — Pleurotomie, évacuation de 750 gr. de pus de bonne nature, contenant beaucoup de fausses membranes. Lavage phéniqué à 1/100.

A partir de ce moment et durant les douze jours qui suivent, la fièvre est nulle : le thermomètre marque à peine une fois 38°,2 le soir. Le tracé de la température, qui a été très soigneusement prise durant cette longue période, qui n'indiquait jusque là que de fortes oscillations montant quotidiennement à 38°,5, 39° et 40°, est représenté, pendant les 12 jours qui suivent l'opération, par une ligne presque horizontale située à 37°,6.

L'enfant est en quelque sorte guérie. Malheureusement à ce moment surviennent plusieurs accidents qui éloignent la guérison et compromettent les bons résultats obtenus par la pleurotomie.

31 mars. — On constate une phlébite du membre inférieur droit. Fièvre élevée. Sulfate de quinine.

23 avril. — Peu de fièvre. Le sulfate de quinine est supprimé.

4 mai. — Phlébite disparue.

5 mai. — Perforation du sommet du poumon droit. Tous les signes en existent. Pas de vomique.

16 mai. — Phlébite limitée à l'aîne gauche.

22 mai. — Tout signe de perforation pulmonaire a disparu.

24 mai. — La phlébite de l'aîne gauche a également disparu.

20 juin. — On cesse les injections.

23 juin. — Plaie complètement fermée. Rétraction considérable.

M. Cadet de Gassicourt a revu l'enfant depuis, et il l'a trouvée dans un état de santé parfait, le thorax redressé, la déviation de la colonne vertébrale disparue, la poitrine simplement encore un peu rétrécie du côté de la pleurésie.

Observation XXI

15 ponctions infructueuses. Empyème. Guérison.
1878. Thèse Fonson, p. 57.

Le Dr Moizard a observé chez un enfant dans le service de M. le Dr Bergeron une pleurésie purulente droite, consécutive à une scarlatine et accompagnée d'anasarque généralisée dans laquelle on fit 15 ponctions successives. Dans toutes, le pus retiré était inodore, mais à la suite de la 15me ponction, la température ne s'étant pas abaissée, l'enfant languissant, ayant un peu de diarrhée, une anorexie complète, on se décida à pratiquer l'empyème le 20 mai 1876.

A partir de ce jour l'enfant alla mieux, il engraissa rapidement, la fistule thoracique fournit chaque jour un écoulement de moins en moins abondant, et *cinq mois* après l'opération l'enfant était complètement guéri, sans persistance de la fistule thoracique.

Observation XXII

Empyème après insuccès de 74 ponctions. Débris membraneux fétides.
Guérison (*In Lyon medical*. 1875, no 5).
Reproduite dans la thèse de Robert.

Enfant de 11 ans, délicat et lymphatique, contracte le 3 janvier 1874 une pleuro-pneumonie du côté gauche. Pleurésie persiste après la guérison de la pneumonie.

31 janvier. — 1re ponction dans la 6e espace intercostal avec l'aspirateur Dieulafoy. On retire 1440 gr. de pus.

1er février. — Reproduction rapide du liquide. 2e ponction, 1680 gr. de pus.

2 février.— 3e ponction, 1225 gr. de pus.

Nouvelles ponctions les 3, 6, 9, 12, 14 février. Cette dernière ne donne que 325 gr.

16 février. — Pour la première fois injection alcoolisée au $\frac{1}{20}$.

18. — Ponction. 260 gr. de pus.

19. — Ponction. 100 gr.

20. — Ponction donne 250 gr. d'un liquide brunâtre, sanguinolent, fétide, chargé de débris microscopiques de tissu cellulaire gangréné. Il y avait là de toute évidence un obstacle à la cicatrisation pleurale.

L'opération de l'empyème est refusée par la famille.

Du 31 février au 13 mai, on pratique 63 ponctions (74 en tout depuis le début de la maladie). On les faisait suivre de lavages à la teinture d'eucalyptus (2 ou 3 cuillerées à soupe par litre d'eau) et on laissait 30 gr. de mélange dans la plèvre. L'appétit persistait pour baisser aussitôt que l'on remplaçait l'eucalyptus par l'iode ou le perchlorure. On cherche à provoquer une fistule en laissant au lieu de la ponction des fils de métal, des canules capillaires et de petites tiges de laminaria, malheureusement rien ne peut être supporté ; la peau s'enflamme à plusieurs reprises, mais il ne s'établit pas de fistule.

Le 13 mai. — La situation était déplorable, un seul résultat avait été obtenu, l'enfant mangeait et vivait.

Le 14 mai. — On peut enfin pratiquer l'empyème. Une incision de 8 centimètres est faite dans le huitième espace intercostal et donne issue à des flots de débris membraneux.

Lavages. Siphon de Potain à demeure.

Le premier effet est la disparition de toute fétidité ; après quelques jours une amélioration rapide s'ensuivit.

20 juillet. — Le siphon est retiré.

1er août. — Plaie cicatrisée. Respiration s'entend partout sauf au niveau de la cicatrice.

A la fin d'août, la cicatrice de l'empyème se rompt et il s'en échappe un flot de pus crémeux.

Un petit drain est passé dans la fistule.

25 octobre. — Le tube à drainage est expulsé ; impossible de le réintroduire.

Depuis, la guérison s'est maintenue.

Geiza Faludi signale (1) un cas où il fit 7 ponctions sans résultat chez un enfant de 3 ans. La pleurotomie amena la guérison.

Dans tous ces faits la guérison est longtemps à être obtenue et elle se fait d'autant plus attendre qu'on a plus tardé à recourir à la pleurotomie.

Aux faits ci-dessus, nous opposerons ceux qui suivent, et où l'opération fut faite de bonne heure c'est-à-dire seulement après une ou deux tentatives par les ponctions. Ils montrent que la guérison a été rapide. Ces faits sont nombreux d'ailleurs et on en trouvera plusieurs semblables au chapitre de la pleurotomie antiseptique.

Observation XXIII

Fistule bronchique. Vomique. 2 ponctions exploratrices infructueuses. Empyème. Amélioration rapide. Guérison.
Observation tirée du *Journal the Lancet* (tome 2, 1875, p. 621). Rapporté par le docteur Walker.

Sarah-Jane W... âgée de 2 ans 1/2, est prise de convulsions le 5 avril 1875. Le lendemain éruption de scarlatine.

Le docteur Walker est appelé le 16 avril.

1er mai. — Hecticité très marquée, frissons, émaciation extrême, etc.

8 mai. — Ouverture sous le grand pectoral d'un *large abcès* qui donne issue à 3 onces de pus bien lié : petit drain pendant les 2 semaines suivantes. Le côté gauche de la poitrine commence à augmenter de dia-

1. *Jahrbücher für Kinder Kran Kheiten Band XI.*

mètre tellement qu'à la mensuration il dépassait le droit d'un pouce. Le cœur, très déplacé, battait sous le côté du sternum.

La toux durant depuis 3 semaines augmentait en intensité, mais sans expectoration jusqu'au 17 mai. — Il y eut rejet abondant de pus mêlé de sang dénotant la formation d'une fistule bronchique. Soulagement passager. Le pus continue à être rendu en quantité variable mais la toux et la dyspnée persistent et l'enfant retombe dans un état plus grave que celui des six premières semaines. Dyspnée plus marquée, émaciation et hecticité extrêmes.

15 juillet. — Ponction aspiratrice entre la sixième et septième côte qui fournit vingt onces de pus sans odeur. Amélioration immédiate mais passagère ; l'expectoration purulente cesse dès ce moment.

18 juillet. — Plèvre aussi remplie qu'avant. Nouvelle aspiration qui donne un peu moins d'une pinte de pus toujours inodore et semblable au premier. L'épanchement se reproduit de nouveau deplaçant le cœur comme au debut.

Les deux premières ponctions ayant fourni un pus sans odeur ne me disposaient pas à pratiquer le drainage, mais comme l'enfant dépérissait à vue d'œil, j'introduisis avec l'aide d'un confrère un trocart et une canule qui donnent issue à un pus semblable à celui des premières ponctions. L'ouverture fut alors élargie et une sonde y fut laissée.

Le bien-être immédiat produit par l'opération me montra que j'avais eu raison de m'y décider.

Lavages à la suite. Au bout de huit jours l'appétit est revenu.

20 octobre. — La fistule n'est pas tout à fait fermée, mais l'enfant sort par les beaux jours.

L'auteur conclut :

« L'avantage de donner un écoulement libre et perma-
« nent dans la pleurésie purulente est clairement démontré
« par le résultat de ce cas. Le procédé qui consiste à reti-
« rer le liquide par l'aspiration est moins répugnant sur-

« tout chez de si jeunes malades mais la reproduction du « pus dans le court espace de temps de trois jours accom- « pagné de fièvre hectique montre qu'il est insuffisant. »

Le Dr Jules Simon (1) parle d'un cas analogue où après deux ponctions infructueuses il se décida à pratiquer l'opération de l'empyème. La guérison fut rapide.

Observation XXIV (2)

Enfant de 7 ans. Début il y a sept semaines.

31 juillet. — Aspiration, 16 onces 1/2 de pus bien lié. Mieux momentané, mais toux augmente avec dyspnée. Température ne descend pas.

7 août. — Pleurotomie avec précautions antiseptiques.

25 août. — Tube enlevé.

4 septembre. — Plaie fermée.

Observation XXV

Une ponction. Reproduction du pus. (Marotte. *Union médicale*, n° 44, 1852).

Un mois après une ponction chez un enfant de 4 ans 1/2, l'épanchement complètement reproduit cause une fièvre et des accidents plus intenses même qu'avant l'opération.

La plaie primitive est largement ouverte : le liquide sort à flots, horriblement fétide.

Injection d'eau tiède chlorurée. Des débris pseudo-membraneux sont éliminés avec le liquide séro-purulent.

1. *Paris médical*, 1878, p. 185.
2. F. de Havillant. *Clinical lecture of the treatment of empyema the Lancet*, 1877, tome I, p. 79.

Pendant 6—8 jours, la plaie fournit du pus, puis simplement de la sérosité.

La quantité varie d'un jour à l'autre d'une tasse à café à une ou deux cuillerées.

Simultanément les symptômes généraux se sont amendés et au deuxième mois de l'opération il n'y a plus de trace sensible de liquide dans la poitrine.

Comme faits démonstratifs à ce sujet nous ajouterons encore ceux dont parle le Dr Richardson Cross (de Bristol). « Si l'aspiration échoue après *deux* essais, dit-il au Congrès International de Londres 1881, je fais l'empyéme antiseptique entre la 8me et la 9me côte. J'ai eu de la sorte 3 succès : le plus défavorable était celui d'un enfant de 8 ans qui guérit en 6 semaines. Gerhart dans son Compendium des maladies des enfants (1) tient un langage analogue : « il est des cas nombreux d'empyème où on ne réussit pas et où la fièvre hectique dure en dépit des aspirations et amène la consomption. Dans ces cas on ne peut pas hésiter devant une opération radicale..... Quand l'aspiration repétée 1, 2, 3 fois n'a aucune influence sur la marche de la température, sur la nutrition du malade, on ne peut différer l'incision.

Telle est, ce nous semble la conduite qu'on devrait toujours tenir.

1. *Hand buch der Kinder Krant heiten*

CHAPITRE IV

PLEUROTOMIE ANTISEPTIQUE

Nous voudrions, pour terminer cette étude, résumer les divers travaux qui ont été faits depuis quelques années dans le but de perfectionner la pleurotomie. On sait que le mouvement est parti d'Allemagne où Wagner, Fraentzel, Kœnig et Goschel ont les premiers signalé les excellents résultats de la pleurotomie précoce, sans lavages et entourée de toutes les précautions antiseptiques. Pour eux toute pleurésie purulente est un abcès et doit être traité comme tel. Leur exemple n'a pas tardé à être suivi et bientôt Lister et Skertt en Angleterre, Cabot aux États-Unis, MM. Debove, Rendu, Dumontpellier en France publiaient à leur tour des observations concluantes sur ce sujet. Les enfants ont peu bénéficié en France jusqu'ici de la nouvelle méthode et nous n'avons pu trouver d'autres faits que celui du Dr Caussidou, d'Alger et celui non encore publié que M. le Dr Moizard a eu l'extrême obligeance de nous communiquer.

Nous empruntons au mémoire de Hache paru l'an dernier dans la *Revue de chirurgie* la plupart des renseignements qui suivent et qui concernent le procédé et les soins consécutifs de l'empyème antiseptique.

Choix de l'espace intercostal. — La pleurésie purulente n'étant qu'un abcès de la plèvre, l'évacuation totale et continuelle de son contenu et de son produit de sécrétion est une des grandes conditions du succès ; de là l'importance du choix de l'espace intercostal. Le point théoriquement le meilleur est celui qui correspond à la partie la plus déclive du thorax tant dans la position assise que dans la position couchée (1). Des expériences ont démontré à Wagner que ce point répond au cinquième ou sixième espace intercostal, tout contre le bord du grand dorsal. C'est donc en ce point qu'il conseille de faire l'incision, en donnant au malade, aussitôt après l'opération et pendant les jours suivants une position dans laquelle le siège soit soulevé de quelques pouces. Konig préfère l'incision postérieure (*Centralblatt für chirurgie* 1880 n° 48). Von Muralt croit meilleure l'incision latérale en raison de la commodité et de l'opération et des pansements.

Y-a-t-il lieu de faire une résection de portion de côte? — König (*centrolblatt für chirurgie,* 1880), conseille de faire la résection sous périostée d'une côte sur une longueur de deux centimètres et d'entrer dans le thorax à travers le périoste et la plèvre. Pour cela, faire une incision de 4 centimètres de long sur le milieu de la côte ; on décolle en haut et en bas le périoste en redoublant d'attention à la partie inférieure où se trouve l'artère. On coupe alors la côte sur une étendue de 1 centimètre 1/2 à 2 centimètres avec des ciseaux à branches étroites et on ouvre la plèvre et le périoste au milieu de l'espace ainsi

1. Wagner (*Wolkmann's Sauwerlung Klinicher vorträge,* n° 127, 24 mai 1881).

découvert. Wagner est aussi partisan de la résection sous-périostée et il pense avec König voir adopter ce procédé par la plupart des chirurgiens.

La résection des côtes n'est point nouvelle. Rœser a été un des premiers à la faire en 1865. Depuis (*centralblatt für chirurgie* 1875 n° 38) il est revenu sur ce même sujet.

Gerhart (1) l'admet.

W. Thomas, chirurgien de l'hôpital des Enfants-Malades de Birmingham, donne (2) une statistique de 9 cas de pleurésies purulentes d'enfants traités par la résection d'une portion d'une ou plusieurs côtes.

Le début de la maladie remontait à 4 et 5 semaines ; 3, 4 et 8 mois. L'enfant le plus âgé avait 8 ans et le plus jeune (celui qui mourut) 18 mois.

4 fois. — Guérison avec expansion complète du poumon et restauration de la côte excisée.

3 fois. — Tout écoulement de pus avait cessé, les poumons étaient à des degrés divers d'expansion.

1 fois. — L'enfant allait bien (au moment où l'auteur faisait sa communication).

1 fois. — L'enfant était moribond et mourait quelques heures après l'opération.

Sur les 7 guérisons achevées, l'ouverture s'était fermée 4, 5 et 6 semaines après l'opération. L'auteur ajoute à sa statistique un cas des Drs Taylor et J. Howse où ces derniers obtinrent un succès semblable. La résection portait sur la 6me ou 7me côte.

1. *Handbuch der Kinder Krank heiten.*
2. *In the Lancet* 1880, t. I, p. 810.

D'un autre côté, le Dr Arbuthurt Lane rapporte (1) aussi 5 observations dans lesquelles il pratiqua la résection d'une portion de côte. Après aspiration préalable il fait cette résection sur la 9me côte : il sonde la cavité, fait un lavage et met un drain de la grosseur du doigt. Sur les 5 cas : (2) trois guérisons rapides après 7 semaines, 23 jours et 39 jours, deux morts : l'un 8 jours après l'opération d'une bronchite, l'autre 3 semaines après d'une péricardite. Chez les deux sujets on trouve la lacune costale comblée en très grande partie.

L'avantage de la résection d'une portion de côte est surtout de faciliter l'écoulement du pus et d'obvier à l'étroitesse des espaces intercostaux qui est si manifeste chez les enfants, et qui ou ne permet pas l'introduction d'un gros tube ou l'écrase après qu'il a été introduit dans la plèvre.

L'inconvénient est celui qui résulte d'une complication dans le manuel opératoire, où le chloroforme et une main exercée sont nécessaires.

Du premier lavage. — L'incision une fois faite avec ou sans résection costale, faut-il faire un premier lavage? Goschel et Konig pensent que ce n'est pas nécessaire quand le pus est de bonne nature et ne contient ni flocons ni dépôts.

Nous pensons, au contraire, que dans *tous les cas* il y a lieu de faire le premier lavage, car il n'a aucun inconvénient; et, outre l'action spéciale qu'il pourra avoir sur la plèvre, il la débarrassera de tout ce qu'elle peut contenir.

1. *In Guy's Hospital Reports* (t. XLI. 1883. Page 45.

2. 2 fois une première ponction fut faite mais le pus s'était reproduit.

Dans le cas de non fétidité du pus, on emploira une solution antiseptique faible.

Si le pus est fétide, contient des dépôts, le lavage s'impose absolument ; il sera abondant avec une solution antiseptique forte et durera jusqu'à ce que le liquide ressorte clair.

Tous les lavages seront *tièdes*.

On emploie l'eau bouillie pure ou salée, l'acide borique à 7 et $\frac{10}{100}$, le chlorure de zinc $\frac{1\text{-}5}{100}$. L'acide phénique, rejeté d'abord en raison d'accidents d'intoxication qu'il avait produits chez les enfants où il avait été employé à faibles doses, tend à reprendre sa place, mais seulement avec une solution forte $\frac{5}{100}$, car alors il détermine un rétrécissement et une coagulation à l'entrée de tous les vaisseaux, fait qui empêche l'absorption.

Des lavages consécutifs. — Dans les cas simples on s'en tient au premier lavage ; car les lavages répétés ont des inconvénients graves que Mme Kraft a fort bien étudiés dans sa thèse récente. Ce sont surtout : 1° des accidents épileptiformes ou convulsifs ; 2° la répétition fréquente de l'irritation, d'abord salutaire, produite par le lavage détermine à la longue un état inflammatoire chronique de la plèvre et entretient la suppuration.

Un *troisième* inconvénient qui est considérable c'est que les lavages rompent les adhérences déjà formées.

Quand le pus est ou devient fétide, il faut faire et répéter les lavages journellement jusqu'à ce qu'on soit revenu aux cas simples.

Pansements. — Après le 1er lavage on introduit soit 2 tubes ou un gros drain de 5-10 centimètres, traversé à son émergence de la plèvre par une longue aiguille. Tous les pansements seront renouvelés sous le spray comme l'opération dès qu'ils seront traversés. Leur rôle est considérable et ils doivent protéger *réellement* la plaie ; car bien des pansements dits antiseptiques ne le sont pas. Ils se composent d'une grande quantité de gaze chiffonnée et d'ouate salicylée à $\frac{10}{100}$, le tout recouvert de 8 feuilles de gaze et du makintosch.

Ils devront faire le tour de toute la poitrine. Dans les cas ordinaires la sécrétion purulente diminue bientôt et devient séreuse. Surveiller le tube et la température qui aussitôt l'opération faite doit descendre et rester à la normale. A chaque pansement, retirer le drain, le laver et le raccourcir ; ne l'enlever que quand tout écoulement a cessé.

Les soins consécutifs, on le voit, sont *tout*, le seul danger réel, dit Cabot, est que le pansement cesse d'être antiseptique.

La question du chloroforme n'est pas encore tranchée; les uns l'acceptent, les autres le repoussent. Son action paraît indifférente sur l'opération. Nous donnons sous forme de tableau les faits d'empyème antiseptique précoce et sans lavages que nous avons réunis. Les résultats permettent de juger de la valeur du procédé.

Pleurotomie antiseptique précoce

	Sexe	Age	Durée de la maladie avant l'opération	Particularités	Epoque de l'ablation du tube	Auteurs
1	Masculin.	1 an.	3 semaines.	. . . .	21e jour.	Goschel (Berliner Klin. Wochenschrift. 23 décembre 1878 et 6 septembre 1880).
2	Féminin.	3 ans 1/2.	4 semaines.	. . . .	30e jour.	
3	Masculin.	3 ans et 3 mois	4 mois 1/2.	Tube bouché à plusieurs reprises.	110e jour.	
4	id.	4 ans.	1 mois.	Gros tube. Fièvre disparaît de suite. Empyème aussitôt après exploration sous le chloroforme.	Guérison en 4 semaines.	
5	Féminin.	11 ans.	5 semaines.	. . . .	17e jour.	Cabot (New-York med. journ. Août 1880).
6	id.	16 mois.	2 mois.	. . . .	13e jour.	
7	Masculin.	10 ans.	1 mois 1/2.	. . . .	30e jour.	Krabbel (cité par Cabot).
8	Féminin.	10 ans.	1 mois à 1 mois 1/2.	2 ponctions antérieures. Reproduction du pus. Résection de 1 cent. 1/2 de la huitième côte. Chloroforme. Tube sorti trop tôt, est réintroduit.	Laissée presque guérie trois mois 1/2 après l'opération.	Konig (Berl Klin. Wochenschrift. 24 juin et 2 octobre 1878).
9	Masculin.	5 ans.	6 semaines.	. . . .	9e jour.	Wagner (Berl. Klin. Wochens. 23 décemb. 1878).
10	id.	*x*.	Fistule datant de 9 mois.	Résection d'une portion de la septième et neuvième côte.	Guérison complète 6 semaines après.	id.
11	id.	7 mois.	3 semaines.	Une ponction. Pleurotomie 5 jours après.	16e jour. Poumon revenu à son état normal le 22e jour.	Lindner de Waren (Mecklenbourg). Jarb. fur. Kinder. T. 17, 1881, p. 213.

Pleurotomie antiseptique précoce (suite)

	Sexe	Age	Durée de la maladie avant l'opération	Particularités	Epoque de l'ablation du tube	Auteurs
12	Masculin.	4 ans 1/2.	6 semaines.	Une ponction aspiratrice 3 onces de pus. Fièvre ne tombe pas. Oscillations. Pleurotomie 7 jours après. Aussitôt la température tombe à la normale et y reste jusqu'à la guérison. Pansement sous le spray chaque fois qu'il est traversé.	12e jour. Au 14e jour, l'enfant court, grand appétit. Aucun rétrécissement du côté malade, le poumon respire partout.	F. de Havilland (the Lancet 1877, T. I, p. 79).
13	id.	4 ans.	id.	Pleurotomie et pansements sous le spray. Pas de premier lavage.	Le 59e jour, cicatrisation le lendemain, pas de déformation.	Dr Caussidou (Alger médical, 1er févr. 1884).
14	id.	6 ans.	3-4 semaines.	Pleurésie droite probablement consécutive à une scarlatine. Etat cachectique. Dyspnée considérable. Thoracentèse : 2 litres de pus bien lié, non fétide. Reproduction du pus 4 jours après. Pleurotomie avec *toutes les précautions antiseptiques*. Injection de chloral au 1/100. 2 tubes. Pansement de Lister dans toute sa rigueur. Fièvre tombe le lendemain de l'opération et ne reparaît plus. Gaîté et appétit. Pansements régulièrement faits tous les jours suivant la règle antiseptique la plus rigoureuse. Aucune injection intra-pleurale n'est pratiquée pendant toute la durée du traitement. Tubes raccourcis peu à peu, puis remplacés par un seul.	5 semaines après l'opération. Cicatrisation complète 5 jours après l'enlèvement du tube.	Dû à l'extrême obligeance du Dr Moizard, 1884.

Les Nos 1, 2, 3, 5, 6, 7, 8 et 9, sont empruntés au mémoire de Hache.

RÉSUMÉ ET CONCLUSIONS

1° Les ponctions sont susceptibles de guérir, et guérissent un bon nombre de fois la pleurésie purulente des enfants.

2° La plupart du temps cette guérison est obtenue après *une* ou *deux* ponctions ; sinon, c'est un grand nombre de ponctions qu'il faut faire, et encore souvent est-on obligé d'en venir à la pleurotomie. Nous croyons donc qu'il est bon de ne pas dépasser le chiffre de 2 ponctions ; si après ces deux tentatives la température ne s'abaisse pas, si le pus se reproduit, si les symptômes généraux ne s'amendent pas, il faut, sans hésiter, faire l'opération de l'empyème.

3° L'empyème à ouverture étroite est un mauvais procédé ; il a la plupart des inconvénients de la pleurotomie et n'a que la plus faible partie de ses avantages.

4° La pleurotomie s'impose d'*emblée* dans un certain nombre de cas tels que : empyème de nécessité, ancienneté de l'épanchement, fétidité du pus, obstruction des canules ou après un certain nombre de *tentatives* de ponctions qui ne doit pas dépasser le chiffre de 2.

5° En raison des avantages et de la sécurité apportés à l'opération par les lois de l'antiseptie formulées dans notre dernier chapitre, on s'y conformera pour pratiquer la pleurotomie. Les deux ponctions que l'on aura faites dans certains cas n'empêcheront pas de la regarder comme une pleurotomie précoce.

Imprimerie A. DERENNE, Mayenne. — Paris, boulevard Saint-Michel, 52.

www.ingramcontent.com/pod-product-compliance
Ingram Content Group UK Ltd.
Pitfield, Milton Keynes, MK11 3LW, UK
UKHW020352180726
13839UKWH00003B/1059

9 782329 147789